145

Anaesthesiologie und Intensivmedizin
Anaesthesiology
and Intensive Care Medicine

Herausgeber:
H. Bergmann · Linz (Schriftleiter)
J.B. Brückner · Berlin   R. Frey † · Mainz
M. Gemperle · Genève   W.F. Henschel · Bremen
O. Mayrhofer · Wien   K. Peter · München

J. Beyer und K. Meßmer

Organdurchblutung und Sauerstoffversorgung bei PEEP

Tierexperimentelle Untersuchungen
zur regionalen Organdurchblutung
und lokalen Sauerstoffversorgung
bei Beatmung mit
positiv-endexspiratorischem Druck

Mit 17 Abbildungen und 18 Tabellen

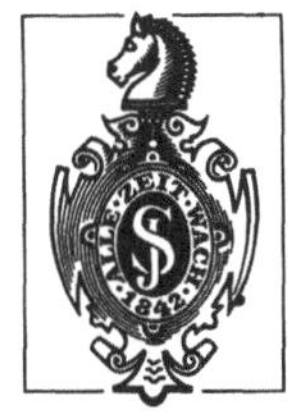

Springer-Verlag
Berlin Heidelberg NewYork 1982

PD Dr. med. J. Beyer
Klinikum Großhadern
Herzchirurgische Klinik
Marchioninistraße 15
D-8000 München 70

Prof. Dr. med. K. Meßmer
Abteilung für experimentelle Chirurgie
Klinik der Universität Heidelberg
Im Neuenheimer Feld 347
D-6900 Heidelberg 1

ISBN-13: 978-3-540-11220-4   e-ISBN-13: 978-3-642-68361-9
DOI: 10.1007/978-3-642-68361-9

CIP-Kurztitelaufnahme der Deutschen Bibliothek
Beyer, Jürgen:
Organdurchblutung und Sauerstoffversorgung bei PEEP: tierexperimentelle
Unters. zur regionalen Organdurchblutung u. lokalen Sauerstoffversorgung
bei Beatmung mit positiv-endexspirator. Druck / J. Beyer; K. Meßmer. —
Berlin; Heidelberg; New York: Springer, 1982.
(Anaesthesiologie und Intensivmedizin; 145)

NE: Meßmer, Konrad:; GT

Das Werk ist urheberrechtlich geschützt. Die dadurch begründeten Rechte,
insbesondere die der Übersetzung, des Nachdruckes, der Entnahme von Abbildungen, der Funksendung, der Wiedergabe auf photomechanischem Wege
und der Speicherung in Datenverarbeitungsanlagen bleiben, auch bei nur aus-
zugsweiser Verwertung, vorbehalten.
Die Vergütungsansprüche des § 54, Abs. 2 UrhG werden durch die „Verwer-
tungsgesellschaft Wort”, München, wahrgenommen.

© by Springer-Verlag Berlin Heidelberg 1982

Die Wiedergabe von Gebrauchsnamen, Handelsnamen, Warenbezeichnungen
usw. in diesem Werk berechtigt auch ohne besondere Kennzeichnung nicht
zu der Annahme, daß solche Namen im Sinne der Warenzeichen- und Marken-
schutzgesetzgebung als frei zu betrachten wären und daher von jedermann
benutzt werden dürften.

Satz: Schreibsatz-Service Weihrauch, Würzburg

2127/3321-543210

Vorwort

Die Beatmung mit positiv-endexspiratorischem Druck (PEEP) ist
derzeit die Methode der Wahl zur Behandlung der akuten respiratorischen Insuffizienz.

Trotz der erwünschten günstigen Wirkung auf die Lungenfunktion gelingt es nicht immer, die Gesamtsituation des Patienten
zu verbessern. Als eine der Ursachen für diese Resistenz gegenüber
PEEP-Beatmung wurde schon frühzeitig die Abnahme des Herzminutenvolumens festgestellt und folgerichtig eine Volumensubstitution und Behandlung mit positiv inotropen Pharmaka empfohlen.

Obwohl durch diese Behandlung sowie verschiedene Verfahren
zur Ermittlung des sogenannten „best" oder „optimal PEEP" eine
Verbesserung der Erfolge bei PEEP-Beatmung erreicht werden
konnte, sind die Gesamtveränderungen, die durch PEEP-Beatmung
induziert werden, bislang nicht bekannt. Insbesondere fehlen syste-
matische Studien über die Verteilung des Herzminutenvolumens
auf die einzelnen Organe, d.h. die regionale Organdurchblutung
sowie Untersuchungen über die lokale Versorgung der Gewebe mit
Sauerstoff.

Die simultane Messung und Registrierung der wesentlichen
Parameter von Lungenfunktion, Hämodynamik, lokaler Sauerstoffversorgung sowie Organfunktion und Stoffwechsel erfordert einen
außerordentlichen personellen und technischen Aufwand.

Am Institut für Chirurgische Forschung der Universität München standen die Methoden zur Analyse von Veränderungen der
Makro- und Mikrohämodynamik, des Gasaustausches und der Ge-
websoxygenierung zur Verfügung. Es waren daher Untersuchungen
über die Auswirkungen einer graduierten PEEP-Beatmung sowohl
bei normaler Lunge als auch am Modell der akuten respiratorischen
Insuffizienz möglich. Eine weitere Voraussetzung zur Durchführung einer derart umfangreichen Studie ist eine mit den Unter-
suchungstechniken vertraute Arbeitsgruppe.

Unseren Kollegen, Dr. med. Bernhard Endrich, Dr. med.
Rudolf Schosser und Prof. Dr. E. Martin sowie den Doktoranden
cand. med. P. Beckenlechner, cand. med. P. Conzen und cand.
med. W. Funk danken wir für ihre große Einsatzbereitschaft und
die hervorragende Zusammenarbeit ebenso wie den medizinisch-
technischen Assistentinnen Frl. Roswitha Pfeiffer, Frl. Anne Hol-
zer und Frau E. Jannink. Ohne ihre Mitarbeit bei der Versuchs-
durchführung und Auswertung wären die vorliegenden Untersuchungen nicht möglich gewesen. Die Doktoranden werden über

Einzelaspekte dieser Versuchsserie der Medizinischen Fakultät München ihre Dissertationsarbeit vorlegen.

Der Erstautor dankt Herrn Prof. Dr. Dr. h.c. W. Brendel, Direktor des Instituts für Chirurgische Forschung der Universität München, für die freundliche Aufnahme, die für den Kliniker die wesentliche Voraussetzung für das experimentell-chirurgische Arbeiten darstellte. Gleicher Dank gebührt Herrn Prof. Dr. W. Klinner, Direktor der Herzchirurgischen Klinik der Universität München, für die Freistellung von der klinischen Routinearbeit.

München, Januar 1982 — J. Beyer, K. Meßmer

Inhaltsverzeichnis

Abkürzungen

Die Abkürzungen beruhen auf den englischen Ausdrücken, soweit
sich diese in der deutschsprachigen Literatur allgemein durchge-
setzt haben.

A	= Alveole, alveolär
a	= arteriell
AF	= Atemfrequenz
AMV	= Atemminutenvolumen
ar	= arterielle Referenzprobe
ARI	= akute respiratorische Insuffizienz
AVA	= (Shuntdurchblutung über) arteriovenöse Anastomosen
$AVDO_2$	= arteriovenöse Sauerstoffdifferenz
BE	= Basenüberschuß (base excess)
C_aO_2	= arterieller O_2-Gehalt (arterial O_2-content)
CBF	= Hirndurchblutung (cerebral blood flow)
CO	= Herzzeitvolumen (cardiac output) (nur auf Abbildungen)
cpm	= Impulse/min (counts per minute)
FIO_2	= O_2-Anteil im inspiratorischen Atemgas (inspiratory fraction of O_2)
Hb	= Hämoglobin
Hk	= Hämatokrit
HWZ	= Halbwertszeit
HZV	= Herzzeitvolumen
I	= Radioaktivität (von Microspheres)
IPPB	= Beatmung mit intermittierend-positivem Druck (intermittent positive pressure breathing)
KeV	= Kiloelektronenvolt
KG	= Körpergewicht
LA	= linker Vorhof
LV	= linker Ventrikel
LVW	= Herzarbeit des linken Ventrikels (left ventricular work)
LVSW	= Schlagarbeit des linken Ventrikels (left ventricular stroke work)
MPAP	= pulmonalarterieller Mitteldruck (mean pulmonary artery pressure)
MS	= Microspheres

N.S.	= Nicht signifikant
P	= Druck
P_{alv}	= intraalveolärer Druck
PAP	= pulmonalarterieller Druck
PCWP	= pulmonalkapillärer Verschlußdruck (pulmonary capillary wedge pressure)
PEEP	= (Beatmung mit) positiv-endexspiratorischem Druck (positive end-expiratory pressure)
PLA	= linksatrialer Mitteldruck
pO_2	= O_2-Partialdruck
pCO_2	= CO_2-Partialdruck
PRA	= rechtsatrialer Mitteldruck
PVR	= pulmonaler Gefäßwiderstand (pulmonary vascular resistance)
$\dot{Q}O_2$	= O_2-Verbrauch
$\dot{Q}_S/\dot{Q}_T$	= intrapulmonaler Rechts-links-Shunt ($\dot{Q}_{Shunt}/\dot{Q}_{Total}$)
RA	= rechter Vorhof
RBF	= regionale Organdurchblutung (regional blood flow)
RV	= rechter Ventrikel
RVW	= Herzarbeit des rechten Ventrikels (right ventricular work)
RVSW	= Schlagarbeit des rechten Ventrikels (right ventricular stroke work)
SV	= Schlagvolumen (stroke volume)
TD	= Thermodilution
tm	= transmural
TPR	= peripherer (systemischer) Gesamtwiderstand (total peripheral resistance)
TTI	= Tension-Time-Index
UZV	= Urinzeitvolumen
v	= venös
$\dot{V}_A/\dot{Q}$	= alveoläres Ventilations-Perfusionsverhältnis
$\dot{V}O_2$	= O_2-Transport (Systemkreislauf) bzw. O_2-Angebot (regional, lokal)
vr	= venöse Referenzprobe
V_{tid}	= Atemzugvolumen (tidal volume)

A. Einführung und Fragestellung

Die akute respiratorische Insuffizienz (ARI) stellt eines der wesentlichen Probleme in der modernen Intensivtherapie dar. Pathologisch-anatomisch ist dieses Krankheitsbild im Frühstadium vor allem durch ein bakteriell, toxisch oder hypoxisch bedingtes interstitielles Ödem gekennzeichnet, das schließlich mit einer Verminderung der intraalveolären oberflächenaktiven Substanz (surfactant) einhergeht. Hieraus resultiert in der Regel neben einem Alveolarkollaps eine verlängerte Sauerstoffdiffusionsstrecke, pathophysiologisch also eine Kurzschlußperfusion im Bereich nichtbelüfteter Alveolen; dieser sog. intrapulmonale Rechts-Links-Shunt läßt sich folglich nur durch eine Wiedereröffnung kollabierter Alveolen korrigieren. Dieses Ziel ist am sichersten durch eine spezielle Form der künstlichen Beatmung zu erreichen, bei der ein — gegenüber Atmosphäre — positiver Druck in den Atemwegen und Alveolen nicht nur während der Inspiration (intermittierend-positiver Druck, IPPB) erzeugt, sondern während des gesamten Atemzyklus aufrechterhalten wird. Wesentliches Merkmal dieser Technik ist demnach, daß auch am Ende der Exspiration noch ein Überdruck in der Lunge besteht. Hierauf bezieht sich die Bezeichnung dieser Methode: Beatmung mit positivendexspiratorischem Druck („*positive end-expiratory pressure*", PEEP). Die Verbesserung der Lungenfunktion zeigt sich in einer Verminderung des intrapulmonalen Shunts und somit in einer besseren arteriellen Oxygenierung.

Als gravierender Nachteil des Verfahrens müssen jedoch die nicht selten zu beobachtenden Nebenwirkungen auf die Herz-Kreislauf-Funktion angesehen werden, deren entscheidende Folge eine Abnahme des Herzzeitvolumens (HZV) ist. Als wesentliche, wenn auch nicht ausschließliche Ursache ist eine Verminderung des venösen Rückflusses anzunehmen.

Bisherige Untersuchungen zu diesem Themenkreis haben sich überwiegend mit den Auswirkungen der PEEP-Beatmung auf die Gesamthämodynamik befaßt. Das Verhalten der regionalen Organdurchblutung unter PEEP ist jedoch noch weitgehend unbekannt. Eine von Heyman et al. [76] entwickelte Variante der Indikatordilutionsmethode gestattet heute jedoch die simultane Messung eines breiten Spektrums von Perfusionsvolumina, einschließlich des HZV einerseits und der Durchblutung kleinster Organe oder Organteile andererseits. Das Prinzip beruht auf der Injektion kleiner kugelförmiger, radioaktiv markierter Kunststoffpartikel, sog. Microspheres, die in das Kapillarbett embolisiert werden.

Diese Methode bietet die Möglichkeit, neben der Höhe des HZV auch dessen Verteilungsmuster zu erfassen. Sie erschien daher als geeignetes Mittel zur Beantwortung der *Frage, inwieweit sich eine während PEEP-Beatmung eintretende Verminderung des HZV auf die Durchblutung einzelner Organe auswirkt.*

Da die wesentliche Aufgabe des Blutkreislaufs die Versorgung der Gewebe mit Sauerstoff ist, war es wünschenswert, diese Funktion möglichst direkt beurteilen zu können. Die Voraussetzungen sind heute in der von Lübbers [130] und Kessler et al. [105] inaugurierten Methode der Messung des lokalen Sauerstoffdruckes im Gewebe mit Hilfe einer Platinmehrdrahtelektrode gegeben.

Um relevante Aussagen zu ermöglichen, mußten sich die Untersuchungen im einzelnen mit folgenden Aspekten befassen:

1. Atemmechanik bei IPPB — entsprechend der üblichen maschinellen Beatmung — sowie bei Beatmung mit verschiedenen Stufen von PEEP,
2. Respiratorische Lungenfunktion,
3. Gesamthämodynamik,
4. Sauerstofftransport und Sauerstoffverbrauch,
5. Regionale Organdurchblutung,
6. Messung der lokalen Sauerstoffversorgung an ausgewählten Organen.

Eine umfassende Beantwortung der genannten Fragestellungen setzte voraus, daß die Untersuchungen auch an einem Modell der ARI durchgeführt wurden. Hierzu dient heute weit überwiegend das durch intravenöse Injektion von Ölsäure erzeugte hämorrhagische Lungenödem.

Ziel der Untersuchungen war es letztlich, zur Klärung der Frage beizutragen, ob bei PEEP-beatmeten Intensivpatienten bestehende oder neu auftretende Organfunktionsstörungen möglicherweise auf spezifische Auswirkungen von PEEP auf Herz- und Kreislauffunktionen zurückzuführen sind. Außerdem sollte die Studie nach Möglichkeit weiteren Aufschluß über die Bedeutung der einzelnen Faktoren geben, die für die PEEP-bedingte Beeinflussung kardiozirkulatorischer Parameter verantwortlich gemacht werden.

B. Methodik

Die experimentellen Untersuchungen wurden zwischen März und Dezember 1979 an 20 Hunden beiderlei Geschlechts mit einem Körpergewicht von 16,5 bis 22,0 kg vorgenommen. Daneben wurden an 9 weiteren Hunden methodische Versuche zu besonderen Fragen durchgeführt.

I. Allgemeine Präparationstechnik

Die Tiere wurden mit Pentobarbital-Natrium[1] in einer Dosierung von 25–30 mg/kg i.v. anästhesiert und mit Succinylcholin[2] (0,5 mg/kg i.v.) relaxiert. Nach orotrachealer Intubation erfolgte der Anschluß an ein volumengesteuertes Beatmungsgerät vom Typ Servo-Ventilator 900[3].

Bei einer Atemfrequenz von 12/min wurde die endexspiratorische CO_2-Konzentration, die mit einem Atemgasmeßgerät Ultramat-M CO_2[4] fortlaufend kontrolliert wurde, auf 4,0 Vol.% eingestellt; das Atemminutenvolumen betrug dabei 15–25 ml/kg. Als Atemgas fand eine Mischung von O_2/N_2O im Verhältnis 35 : 65 Verwendung. Zur Aufrechterhaltung von Anästhesie und Muskelrelaxation wurden Pentobarbital-Natrium (ca. 4,5 mg/kg × h) und Succinylcholin (0,5 mg/kg × h) über einen Perfusomat IV[5] kontinuierlich i.v. infundiert.

Dieses Narkoseverfahren hatte sich in Vorversuchen hinsichtlich Steuerbarkeit und Nebenwirkungen (Herzrhythmusstörungen) gegenüber anderen Methoden als die beste Lösung erwiesen.

Zur fortlaufenden Messung des arteriellen Blutdrucks wurde ein Katheter über die linke A. brachialis in der A. subclavia plaziert. Die linke V. brachialis wurde zur Zufuhr von kristallinen oder kolloidalen Lösungen und zur Applikation der genannten Pharmaka kanüliert. Über die linke V. jugularis externa wurde ein Swan-Ganz-Katheter in die A. pulmonalis eingeführt. Die linke A. carotis communis diente zur transventrikulären Plazierung eines Katheters in linken Vorhof. Weitere Katheter zur Druckmessung bzw. zur Entnahme von Blutproben wurden über die rechte V. jugularis externa in den rechten Vorhof und in den Koronarsinus, über die linke A. femoralis in die Aorta abdominalis sowie über die linke V. femoralis in die untere Hohlvene eingeführt.

Anschließend wurde eine mediane obere Laparotomie vorgenommen, um für lokale pO_2-Messungen Zugang zur Leberoberfläche zu haben. Daneben diente die Laparotomie zur transdiaphragmalen Einführung eines Katheters zur Messung des Pleuradruckes, wobei darauf

---

1 Nembutal, Deutsche Abbott GmbH, Ingelheim
2 Lysthenon, Lentia GmbH, München
3 Siemens-Elema AG, Erlangen
4 Siemens-Elema AG, Erlangen
5 Braun-Melsungen GmbH, Melsungen

geachtet wurde, daß der an der Spitze des Katheters angebrachte Ballon in Höhe des Herzens zu liegen kam. Ein zweiter, nur wenige Zentimeter eingeführter Katheter diente — bei einem leichten Dauersog von etwa -10 cm H_2O — als Thoraxdrainage. Bei der Mehrzahl der Tiere wurde eine Lungenbiopsie zum Zweck der Lungenwasserbestimmung vorgenommen, bevor die Zwerchfellinzision durch Tabaksbeutelnaht luftdicht verschlossen wurde.

Für die Messung der Urinausscheidung wurde die Blase transurethral katheterisiert.

Den Abschluß der Versuchsvorbereitungen bildete die schonende Präparation des rechten M. sartorius einschließlich der Entfernung der Muskelfaszie für die Bestimmung des Gewebe-pO_2.

II. Meßtechnik

1. Parameter der Gesamthämodynamik

Elektrokardiogramm (EKG) (Extremitätenableitung I) und Herzfrequenz wurden über einen EKG-Verstärker 850 und einen Herzfrequenzmesser 820 sowie auf dem angeschlossenen Monitor[6] kontrolliert und bei den ersten Versuchen auf einem 6-Kanal-Schreiber Mingograph 806[6], später auf einem 8-Kanal-Schreiber Oszilloreg[6] fortlaufend registriert. Der Aortendruck (AP) wurde über einen druckstabilen Teflonkatheter, dessen Spitze im Aortenbogen lag, auf einen Statham-Druckwandler P 23/D[7] übertragen und mit Hilfe eines Elektromanometers 863[6] gemessen. Ebenso erfolgte die Messung des pulmonalarteriellen Druckes (PPA) und des Linksvorhofdruckes (PLA) über einen Statham-Druckwandler mittels eines Siemens-Elektromanometers. Der Rechtsvorhofdruck (PRA) wurde unter Verwendung eines sog. Venentonometers[8] in cm Wassersäule gemessen. Das gleiche System fand für die Messung von Pleura- und Ösophagusdruck Anwendung. Das HZV wurde nach der Kälteverdünnungsmethode (Thermodilution) mit Hilfe eines sog. HZV-Computers vom Typ Gould-Statham SP 1425[7] bestimmt, wobei jeweils der Mittelwert von 3 kurz aufeinanderfolgenden Messungen für die Auswertung berücksichtigt wurde.

2. Regionale Organdurchblutung

Für die Bezeichnung „regionale Organdurchblutung" wird im folgenden die allgemein übliche Abkürzung „RBF" („regional blood flow") verwendet.

a) Grundlagen der Messung des RBF mit radioaktiv markierten Microspheres

Die Verwendung von optisch, chemisch oder auf andere Art nachweisbaren Partikeln als Indikator für Durchblutungsmessungen geht auf Pohlmann (1909, zit. nach [76]) zurück. Nach langwierigen methodischen Arbeiten erfüllte aber erst die Entwicklung radioaktiv markierter, chemisch inerter Kunststoffpartikel die wesentlichen Voraussetzungen, die an eine zuverlässige Indikatorverdünnungsmethode zu stellen sind: Der Indikator wird, abhängig von

---

6 Siemens-Elema AG, Erlangen
7 Statham-Instruments Inc., Oxnard, Californien, USA
8 Pfrimmer AG, Erlangen

der Partikelgröße, bereits bei der ersten Passage eines Kapillarbettes weitgehend extrahiert;
die Beeinflussung von Meßgrößen durch Rezirkulation kann daher erheblich reduziert bzw.
mit Hilfe von Referenzproben quantifiziert werden. Das spezifische Gewicht von 1,3 ist dem
von Erythrozyten (1,1) ähnlich. Aufgrund der Arbeiten von Heyman et al. [76] ist diese
Methode heute ein Routineverfahren in der Herz-Kreislauf-Physiologie geworden.

Das Prinzip des Verfahrens besteht darin, daß — für Messungen im Systemkreislauf —
eine bestimmte Anzahl Microspheres (MS) mit einer zuvor gemessenen Gesamtradioaktivität in den linken Vorhof injiziert und mit dem arteriellen Blutstrom in das Kapillarbett embolisiert wird. Das Verhältnis der in einer Organprobe gemessenen Radioaktivität zur Gesamtaktivität entspricht dann dem Anteil am HZV. Als besonderer Vorteil der Meßmethode
ist es anzusehen, daß sich die Verteilung des HZV und der RBF bei Verwendung verschiedener
Radioisotope in verschiedenen Phasen eines Experiments bestimmen lassen.

Für die MS-Methode kommen überwiegend radioaktive Isotope der Elemente J, Yb, Ce,
Cr, Sr, Nb und Zn zur Anwendung. Die Isotope zerfallen unter Gammastrahlung mit einem
Gipfel des Energiespektrums zwischen 27 und 1120 Kiloelektronenvolt (KeV). Für kreislauf-
physiologische Untersuchungen eignen sich Isotope, deren Halbwertszeit (HWZ) im Interesse
der Meßgenauigkeit nicht zu kurz, unter dem Aspekt des Strahlenschutzes aber auch nicht
zu lang sein darf; sie sollte 30—60 Tage betragen.

Die unterschiedlichen Maxima des Energiespektrums der Isotope gestatten es, unter Berücksichtigung der Überlappung der Energiespektren die in eine Gewebeprobe gelangte radioaktive Dosis der einzelnen Isotope getrennt zu erfassen. Die Tabelle 1 führt als Beispiel die
von uns verwendeten Isotope mit ihrem Gipfel des Energiespektrums und ihrer HWZ an.

Tabelle 1. Übersicht der in unseren Untersuchungen verwendeten Radioisotope

Isotop	Maximum des Energiespektrums (KeV)	Halbwertszeit (Tage)
^{125}J	27	60
^{141}Ce	145	33
^{51}Cr	320	28
^{85}Sr	514	65
^{95}Nb	760	35

Zur Messung der Radioaktivität in einer Probe dient ein Vielkanalgammaspektrometer;
in dem Gerät wird für jedes Isotop ein sog. Fenster eingestellt, dessen Mittelpunkt dem Maximum des betreffenden Energiebereichs entspricht. Die Intensität der innerhalb eines bestimmten Fensters registrierten Strahlung läßt sich durch die Zahl der Impulse pro Zeitein-
heit („counts per minute" — cpm) quantifizieren; sie entspricht dem Flächenintegral innerhalb der gewählten Grenzen (Abb. 1).

Aus der Verwendung mehrerer Isotope im Rahmen eines einzelnen Versuchs resultiert
eine mehr oder weniger ausgeprägte Überlappung der verschiedenen Energiespektren, bei
graphischer Darstellung — z.B. auf dem Bildschirm des Spektrometers — eine zusammenhän-
gende, mehrgipfelige Kurve (Abb. 1). Die Auswertung der Messungen setzt voraus, daß das
gesamte Energiespektrum jedes einzelnen Isotops bekannt ist und somit die für eine

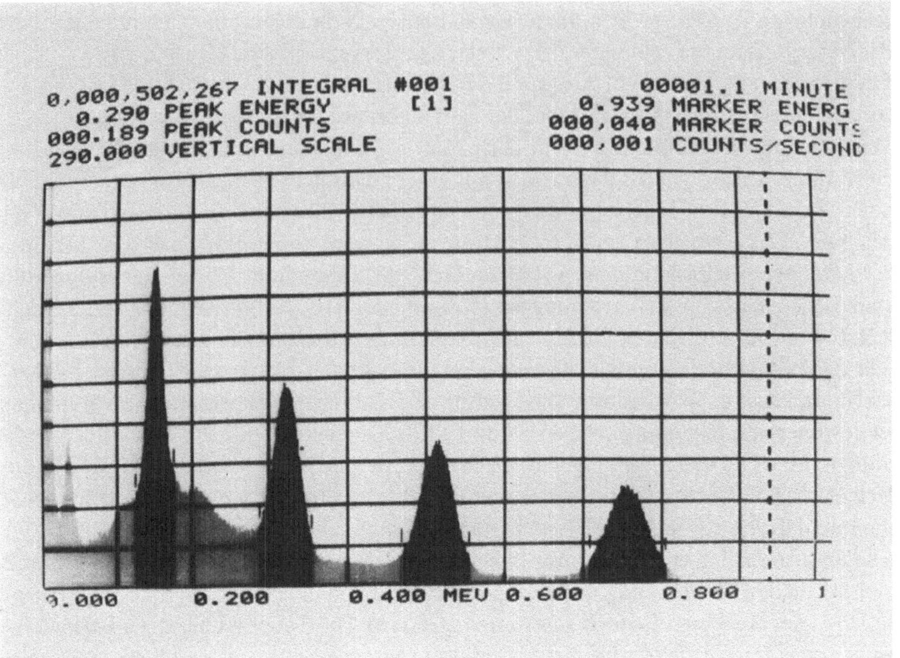

Abb. 1. Darstellung der Gesamtradioaktivität in einer Gewebeprobe, die Microspheres mit 4 verschiedenen Isotopen enthält (^{141}Ce, ^{51}Cr, ^{85}Sr, ^{95}Nb), auf dem Bildschirm des Gammaspektrometers. Die für die Isotope eingestellten Fenster sind als dunkle Flächen hervorgehoben. *Abszisse:* Energiegehalt in MeV; *Ordinate:* Strahlenintensität in cpm

bestimmte Isotopenkombination geltenden Überlappungsfaktoren berücksichtigt werden können.

Die Bestimmung des RBF kann auf 2 verschiedenen Wegen erfolgen: Wie erwähnt, kann die in einer Organprobe gemessene Radioaktivität I_t (cpm) zur injizierten Aktivität I in Relation gesetzt werden, nachdem die injizierte Aktivität I durch Subtraktion der Restaktivität im Injektionsbesteck nach Injektion von der Gesamtaktivität vor Injektion I_O bestimmt wurde: $I = I_O - I_S$. Mit Hilfe des Quotienten I_t : I läßt sich der RBF (ml/min) als Anteil des HZV (l/min) ermitteln:

$$RBF/HZV = I_t \times 1000/I \tag{1}$$

bzw. unter Berücksichtigung des Gewichts W (g) der Organprobe:

$$RBF \ (ml/g \times min) = I_t \times HZV \times 1000/I \times W \tag{2}$$

Der beschriebene Weg erfordert jedoch die zur Injektion des Isotops synchrone Bestimmung des HZV mittels einer unabhängigen Technik. Daher wird einer zweiten Methode, der sog. Referenzmethode, heute der Vorzug gegeben. Wird gleichzeitig mit der Injektion des Isotops in den LA aus der Aorta oder aus einer peripheren Arterie eine arterielle Referenzprobe mit konstanter bekannter Flußgeschwindigkeit Q_{ar} (ml/min) entnommen, so lassen sich, da injizierte Aktivität I und Aktivität in der arteriellen Referenzprobe I_{ar} bekannt sind, HZV und RBF ohne weitere Messungen bestimmen:

$$\text{HZV (l/min)} = I \times Q_{ar}/I_{ar} \times 1000 \tag{3}$$

$$\text{RBF (ml/g} \times \text{min)} = I_t \times Q_{ar}/I_{ar} \times W \tag{4}$$

Über arteriovenöse Anastomosen gelangen MS, abhängig von ihrer Größe, auf die venöse Seite des Kreislaufs. Dieser arteriovenöse Shunt AVA, ausgedrückt als prozentualer Anteil am HZV, ist durch Entnahme einer zentralvenösen Referenzprobe mit der Flußgeschwindigkeit Q_{vr} und der gemessenen Aktivität I_{vr} zu berechnen:

$$\text{AVA (\%)} = I_{vr} \times Q_{ar} \times 100/I_{ar} \times Q_{vr}. \tag{5}$$

Bei der Auswahl von MS muß also neben den zu verwendenden Isotopen auch die Größe der Partikel beachtet werden. MS werden vom Hersteller[9] in Größen von 2–4 μm bis zu 50 μm Durchmesser geliefert. Für die Messung des RBF werden heute allgemein 15-μm-MS bevorzugt, da sie hinsichtlich des Auflösungsvermögens der Methode der hämodynamischen Nebenwirkungen usw. den Anforderungen am besten entsprechen [18, 76].

Die Frage, inwieweit die gemessene *kapillare* Durchblutung eines Organs mit der *gesamten* Durchblutung übereinstimmt, läßt sich nur bei Kenntnis des regionalen AVA-Shunts beantworten. Wird eine venöse Referenzprobe nicht zentralvenös, sondern aus der Vene eines bestimmten Organs entnommen, so läßt sich aus der gemessenen oder aus der aus einzelnen Proben hochgerechneten Aktivität des Organs I_{kap} unter Berücksichtigung der Aktivität in der venösen Referenzprobe I_{vr} der organspezifische AVA-Shunt berechnen. Die einem Organ arteriell zugeführte Aktivität I_{tot} ist die Summe der im Kapillarbett embolisierten Aktivität I_{kap} und der über AVA auf die venöse Seite gelangten Aktivität I_{AVA}:

$$I_{tot} = I_{kap} + I_{AVA}. \tag{6}$$

Da sich die Flüsse Q proportional zu den Aktivitäten I verhalten, folgt:

$$Q_{tot} = Q_{kap} + Q_{AVA}. \tag{7}$$

Außerdem verhalten sich I_{tot} und Q_{tot} zueinander wie I_{ar} und Q_{ar}:

$$I_{tot} : Q_{tot} = I_{ar} : Q_{ar}. \tag{8}$$

Schließlich verhalten sich I_{AVA} und I_{vr} zueinander wie Q_{tot} und Q_{vr}:

$$I_{AVA} : I_{vr} = Q_{tot} : Q_{vr}. \tag{9}$$

---

9 3M-Company, Nuclear Products Division, St. Paul, Minnesota, USA

Durch Auflösung von Gl. (8) nach I_{tot} erhält man:

$$I_{tot} = Q_{tot} \times I_{ar}/Q_{ar}. \tag{10}$$

Die Auflösung von Gl. (9) nach I_{AVA} ergibt:

$$I_{AVA} = I_{vr} \times Q_{tot}/Q_{vr}. \tag{11}$$

Ersetzt man nun nach Gl. (10) I_{tot} in Gl. (1), so folgt:

$$Q_{tot} \times I_{ar}/Q_{ar} = I_{kap} + I_{AVA}. \tag{12}$$

Durch Auflösung nach I_{AVA} erhält man:

$$I_{AVA} = Q_{tot} \times I_{ar}/Q_{ar} - I_{kap}. \tag{13}$$

Die Einsetzung von Gl. (11) in Gl. (13) führt zu

$$I_{vr} \times Q_{tot}/Q_{vr} = Q_{tot} \times I_{ar}/Q_{ar} - I_{kap}. \tag{14}$$

Durch Auflösung nach I_{kap} und Ausklammerung von Q_{tot} erhält man:

$$I_{kap} = Q_{tot} \times (I_{ar}/Q_{ar} - I_{vr}/Q_{vr}). \tag{15}$$

Löst man diese Gl. nach Q_{tot} auf, so folgt:

$$Q_{tot} = I_{kap} \times Q_{ar} \times Q_{vr}/(I_{ar} \times Q_{vr} - I_{vr} \times Q_{ar}). \tag{16}$$

Q_{AVA} ergibt sich dann entsprechend Gl. (7) als Differenz von Q_{tot} und Q_{kap}. Die Höhe des regionalen AVA-Shunts in % der Gesamtdurchblutung errechnet sich wie folgt:

$$AVA\,(\%) = (Q_{tot} - Q_{kap}) \times 100/Q_{tot}. \tag{17}$$

b) Praktische Anwendung der Microspheres-Methode

Wir verwendeten in unseren Versuchen 15-μm-MS[10] mit den Isotopen ^{125}J, ^{51}Cr, ^{85}Sr, ^{95}Nb und ^{141}Ce. Jede Charge wurde zunächst auf ihre Größenverteilung hin überprüft. Dabei stellten wir hinsichtlich des mittleren Durchmessers gegenüber den Angaben des Herstellers (15 ± 2 μm) geringe Abweichungen fest: Der Großteil der verwendeten Chargen wies einen Durchmesser von 14,7 ± 2,2 bis 16,7 ± 2,8 μm auf, in einem Fall wurden jedoch 20,8 ± 2,9 μm gemessen. Um methodische Fehler durch unterschiedliche Größenverteilung auszuschließen, wurde die Reihenfolge der zu injizierenden Isotope vor Beginn der Studie für jeden einzelnen Versuch nach Zufallszahlen festgelegt. Die Bestimmung der sog. spezifischen Aktivität, d.h. der Aktivität (cpm) pro Partikel, erfolgte nach dem von Heyman et al. [76] angegebenen Verfahren.

---

10 3M-Company, Nuclear Products Division, St. Paul, Minnesota, USA

Die Injektion der MS erfolgte über den LA-Katheter gleichmäßig über eine Zeitdauer von 30 s, nachdem 15 s zuvor eine Harvard-Pumpe Modell 901[11] für die Entnahme der arteriellen und der venösen Referenzprobe eingeschaltet worden war. Die Entnahme der Referenzproben erfolgte mit einer Geschwindigkeit von 6,75 ml/min über 3 min, so daß auch im venösen Bereich ein repräsentativer Teil aller MS, die die AVA passiert hatten, mit Sicherheit erfaßt wurde. Nach Beendigung des Versuchs wurde die Aktivität leerer Probenkunststoffbehälter („Hintergrund"), der Referenzproben und der bei der Sektion des Versuchstieres entnommen Gewebeproben für je 5 min in einem Autogammaszintillationsspektrometer[12] gemessen. Die Meßwerte wurden durch einen angeschlossenen Fernschreiber ausgedruckt.

Die Umrechnung der in den Gewebeproben gemessenen Aktivität auf den RBF sowie die Berechnung des HZV erfolgte mit Hilfe des von Schosser et al. [180] entwickelten Computerprogramms MIC II an einem Rechner vom Typ HP 9830[13].

Schon zu Beginn der Untersuchungen fielen teilweise unerwartet hohe AVA-Shuntwerte auf. Um freie Radioaktivität in der MS-Suspension bzw. das Austreten von Radioisotopen nach der Injektion mit Sicherheit auszuschließen, wurden bei einem Großteil der Versuche einige Minuten nach Beendigung der Injektion Blutproben sowie in bestimmten Abständen Urinproben entnommen. In dem abzentrifugierten Serum bzw. im Urin war ausschließlich Hintergrundaktivität feststellbar. Diese Beobachtung legte den Schluß nahe, daß bei einigen Tieren im Systemkreislauf ein AVA-Shunt in erheblichem Umfang gegeben war. Da in der Literatur nur wenige diesbezügliche Angaben zu finden und diese auf unsere Versuchsbedingungen nicht ohne weiteres übertragbar waren, führten wir nach einem modifizierten Protokoll 2 Versuche durch, um zu klären, ob und in welchem Umfang 15-μm-MS in den einzelnen Regionen auf die venöse Seite des Kreislaufs gelangen. Bei diesen Versuchen wurden neben einer gemischtvenösen Referenzprobe (A. pulmonalis) simultan über entsprechend plazierte Katheter regionale venöse Referenzproben aus dem Koronarsinus, der Pfortader, einer Lebervene, der rechten V. femoralis sowie der unteren und oberen Hohlvene entnommen. Die hierbei gefundenen Werte, die mit Hilfe der Formeln (s. S. 7–8) berechnet wurden, sind in der Tabelle 2 zusammengefaßt. Da fast alle Punkte, die über die Genauigkeit der MS-Methode entscheiden, in die HZV-Messung mit dieser Methode eingehen, stellt die synchron zur MS-Injektion vorgenommene Bestimmung des HZV mit einer unabhängigen Methode eine gute Kontrolle dar. Die Auswertung von 27 derartigen Wertepaaren ergab eine weitgehende Übereinstimmung der MS- mit der Thermodilutionsmethode; die Regressionsgleichung lautet y = 1,03 x −0,18, der Korrelationskoeffizient beträgt r = 0,97.

3. Messung des Gewebe-pO$_2$

Ausgehend von der Clark-Elektrode haben Kessler und Lübbers 1966 eine Platinmehrdrahtelektrode beschrieben (Abb. 2), mit der sich der lokale pO$_2$ auf der Gewebeoberfläche selektiv messen läßt. Der Durchmesser des einzelnen Platindrahtes und die — randomisierten — Abstände der Drähte voneinander sind so gewählt, daß jeder Draht das Versorgungsgebiet einer Kapillare erfaßt. Wegen der Unterschiede des lokalen pO$_2$ im Bereich einer einzelnen Kapillare, wie sie durch das Krogh-Modell begründet werden, erfordert die repräsentative Messung des Gewebe-pO$_2$ die Erfassung einer Vielzahl von Meßpunkten.

11 Harvard-Apparatus, Millis, Massachussetts, USA
12 Packard, Chicago, Illinois, USA
13 Hewlett-Packard, Palo Alto, Californien, USA

Tabelle 2. AV-Shuntdurchblutung bei Tieren mit gesunder Lunge im Bereich verschiedener Organe bzw. Regionen vor, während und nach PEEP-Beatmung. Die Zahlen geben den prozentualen Anteil des AV-Shunts an der Gesamtdurchblutung an (Ergebnisse aus den Versuchen Nr. 8 und Nr. 25)

Entnahmestelle/Organ, Region	Versuch-Nr.	PEEP 0	PEEP 10	PEEP 20	PEEP 0
Koronarsinus	8	0,7	0,1	1,8	0,5
(Herz)	25	0,2	1,9	1,7	3,7
Pfortader	8	0,4	0,1	1,5ˉ	0,3
(präportales Splanchnikusgebiet)	25	0,1	–	0,2	0,6
Lebervene	8	0,1	0,2	0,9	0,1
(Leber)	25	2,6	1,5	2,1	1,8
V. femoralis	8	0,5	1,4	22,2	57,7
(hintere Extremität)	25	0,9	3,3	3,1	1,9
Obere Hohlvene	8	24,2	27,7	35,7	55,2
(obere Körperhälfte)	25	0,4	1,1	0,3	2,9
Untere Hohlvene	8	9,9	9,1	14,7	20,5
(untere Körperhälfte, kaudal der V. renalis)	25	2,3	2,8	3,7	3,8
A. pulmonalis	8	11,1	–	12,1	21,6
(gesamter Systemkreislauf)	25	–	–	–	–

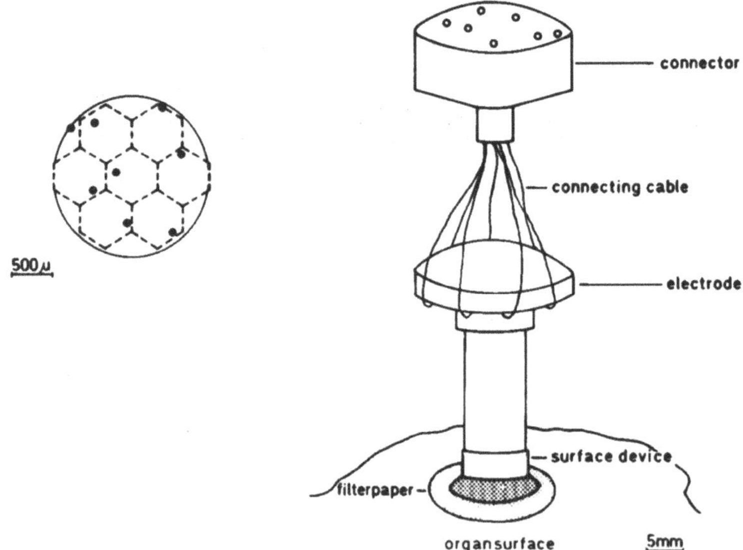

Abb. 2. Halbschematische Darstellung der Platinmehrdrahtelektrode zur Gewebe-pO_2-Messung. Der linke Teil der Abbildung zeigt die (vergrößerte) Elektrodenoberfläche in der Aufsicht; die Abstände der hier austretenden 8 Platindrähte sind randomisiert, um repräsentative Messungen im Bereich verschiedener Kapillaren zu gewährleisten. Die *Sechsecke* kennzeichnen die Grenzen von Leberläppchen: Jeder Draht erfaßt den pO_2 eines einzelnen Leberläppchens (Abb. nach [103])

Dies wird dadurch erleichtert, daß aufgrund der 8 an der Elektrodenoberfläche austreten-
den Drähte jeweils 8 Meßwerte simultan registriert werden können. Eine ausreichende
Sicherheit ist erst dann gegeben, wenn pro Messung ca. 100 Punkte erfaßt sind, die Lage
der Elektrode also 12- bis 13mal geändert wurde. Die graphische Darstellung der einzelnen
Werte in Form eines Histogramms gibt dann durch Form, Lage des Maximums, Anzahl der
Werte in der niedrigsten Klasse usw. einen wesentlich besseren Aufschluß über die lokale
O_2-Versorgung als z.B. der arithmetische Mittelwert.

4. Atemmechanik

Zur Kontrolle der relevanten atemmechanischen Parameter verwendeten wir den Lungenfunktionsmeßplatz der Firma Fenyves & Gut[14]. Wichtige atemmechanische Parameter für
die Beurteilung einer ARI sind Atemvolumina und Atemfrequenz sowie vor allem Atemwegswiderstand (Resistance) und Dehnbarkeit der Lunge (Compliance). Diese Werte wurden durch den Lungenfunktionsmeßplatz unter Verwendung des atemmechanischen Rech-
nerprogrammes berechnet und durch einen angeschlossenen Drucker in bestimmten Inter-
vallen, z.B. alle 5 min, ausgedruckt. Daneben war ein fortlaufender Ausdruck der wichtigsten
Parameter (V_{tid}, Resistance, Compliance, maximaler Atemgasfluß) pro Atemzyklus möglich.

5. Laborchemische Messungen

Die Messung der Hämoglobinkonzentration (Hb) erfolgte nach der Cyan-Methode; der Häma-
tokrit (Hk) wurde durch 5minütiges Zentrifugieren des Blutes in Hk-Kapillarröhrchen bei
3000 Umdrehungen pro min bestimmt. Die Messung der Serum- und Urinkonzentrationen
von Natrium, Kalium und Calcium erfolgte mit dem Photometer Eppendorf FCM 6341[15].
Zur Messung arterieller und venöser Blutgase diente der Eschweiler-Analysator D[16]. Die
Laktatkonzentration im Serum wurde nach der Methode von Hohorst [82] mit Hilfe des
Photometers Eppendorf gemessen.

III. Experimentelles Protokoll

1. Versuche an Tieren mit gesunder Lunge

Nach Narkoseeinleitung mit Pentobarbital und Relaxation mit Succinylcholin wurden die
Tiere intubiert und an Beatmungsgerät und EKG-Monitor angeschlossen. Bezüglich der weiteren Versuchsvorbereitungen sei auf Abschnitt B I. verwiesen.

Bei Abschluß der Versuchsvorbereitungen wurden arterielle und gemischt-venöse Blutgase bestimmt und ein eventuelles Basendefizit durch einmolare Natriumbicarbonat-Lösung
ausgeglichen. Während der anschließenden 20minütigen Stabilisierungsphase wurden lediglich erste orientierende Messungen der Hämodynamik vorgenommen. Danach begannen die

---

14 Fenyves & Gut, Basel, Schweiz
15 Firma Eppendorf, Hamburg
16 Firma Eschweiler & Co., Kiel

Messungen des Gewebe-pO_2 an Leber und M. sartorius. Nachdem diese beendet waren, wurden folgende Parameter der Gesamthämodynamik erfaßt:

Systemkreislauf	Lungenkreislauf	Sonstige Parameter
MAP	MPAP	Körpertemperatur
AP systolisch	PCWP	PP1
AP diastolisch	PRA	POes
PLA		
HZV		

Gleichzeitig wurden die aktuellen atemmechanischen Parameter durch Ausdruck der an den Lungenfunktionsmeßplatz angeschlossenen Rechner-Drucker-Kombination dokumentiert und daneben auf dem XY-Schreiber des Meßplatzes Diagramme der atemmechanischen Funktionen P/t, V/t und V/P (sog. Compliance-Kurve) aufgezeichnet.

Der anschließenden Blutentnahme zur Bestimmung der laborchemischen Parameter (Hb, Hk, Na^+, K^+, arterielle und gemischtvenöse Blutgase) folgte die Injektion von $2-3 \times 10^6$ 15-μm-MS bei gleichzeitiger Abnahme von arterieller und venöser Referenzprobe. Synchron wurde das HZV mit der Thermodilutionsmethode zur Kontrolle der mit der MS-Methode ermittelten Werte bestimmt. Das im Rahmen dieser Messungen entnommene Blut (ca. 80 ml) wurde durch Spezies-gleiches Blut ersetzt.

Nach 10minütiger Beatmung mit 100% O_2, wobei nochmals die hämodynamischen Parameter erfaßt wurden, erfolgte eine weitere Bestimmung von arteriellen und gemischtvenösen Blutgasen sowie von Hb und Hk zur Berechnung des intrapulmonalen Rechts-links-Shunts $\dot{Q}_S/\dot{Q}_T$. Außerdem wurde zu diesem Zeitpunkt das seit Beginn der Stabilisierungsphase ausgeschiedene Urinvolumen gemessen und eine Probe zur Bestimmung von Na^+- und K^+-Konzentration entnommen. Die erneute Einstellung des Atemgasgemisches von 35% O_2 und 65% N_2O beendete die Kontrollphase (Phase I, PEEP 0) des Versuches. EKG, AP, PAP, PLA und exspiratorische CO_2-Konzentration wurden während der gesamten Phase und im weiteren Verlauf kontinuierlich mit niedriger Schreibgeschwindigkeit (5 mm/min) bzw. synchron mit der Messung der Hämodynamik mit höherer Geschwindigkeit (25 mm/s) auf dem Mehrkanalschreiber Mingograph 805[17] bzw. Oszilloreg[17] registriert.

Mit der Einstellung des exspiratorischen Widerstandes am Beatmungsgerät auf einen endexspiratorischen Druck von zunächst 5 cm H_2O für 3−5 min, anschließend 10 cm H_2O, begann die Phase II, im folgenden auch kurz als „PEEP 10" bezeichnet. Während der Einstellung von PEEP erhielten die Tiere zur Volumenexpansion Dextran 60 (Macrodex 6%[18]) i.v. in einer Dosierung von 5−8 ml/kg, um zu starke hämodynamische Nebenwirkungen zu vermeiden, die nach den Erfahrungen der Vorversuche möglicherweise einen vorzeitigen Abbruch des Experiments erfordert hätten. Es wurde dabei angestrebt, den MAP konstant zu halten. Nach 20minütiger Stabilisierungsphase wurden in identischer Reihenfolge wie während der Kontrollphase die Messungen usw. vorgenommen. Diesem Ablauf entsprach auch die Phase III mit einem endexspiratorischen Druck von 20 cm H_2O („PEEP 20"). Den Abschluß des Versuchs bildete eine 2. Phase ohne PEEP (Phase IV, „PEEP 0") mit Durchführung aller beschriebenen Messungen.

Nach Beendigung der letzten Phase wurden die Tiere durch Injektion von 20 ml gesättigter KCl-Lösung getötet. Die Katheter in LA, Pulmonalarterie und Koronarsinus wurden

---

17 Siemens-Elema AG, Erlangen
18 Knoll AG, Ludwigshafen

in situ belassen, um eine Überprüfung der Lage bei der nachfolgenden Sektion zu ermöglichen. Das folgende Schema (Abb. 3) gibt nochmals eine kurze Übersicht über den Versuchsablauf:

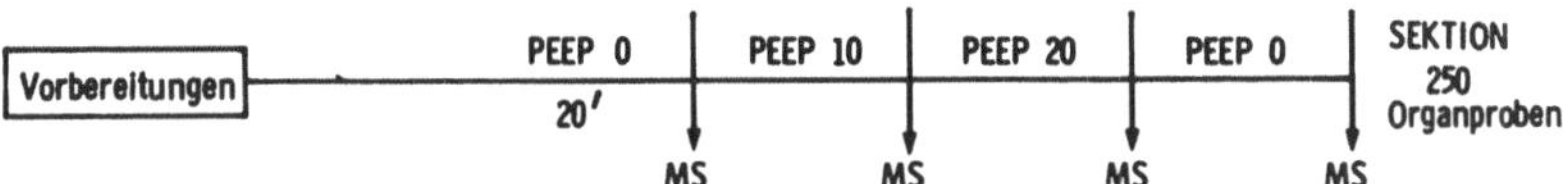

Abb. 3. Versuchsablauf bei Tieren mit gesunder Lunge

2. Versuche an Tieren mit Ölsäure-induziertem Lungenödem

In einem zweiten Kollektiv von ebenfalls 10 Hunden (Gruppe II) sollten die PEEP-bedingten Auswirkungen auf die Funktion von Herz und Kreislauf an einem experimentellen Modell der ARI untersucht werden. Hierzu dient heute, wie schon erwähnt, das durch i.v. Injektion von Ölsäure (cis-9-Octadecensäure) erzeugte hämorrhagische Lungenödem. Die Versuchsvorbereitungen waren mit den oben beschriebenen identisch, der Ablauf entsprach weitgehend dem in Gruppe I. Ein Unterschied bestand nur insofern, als nach den chirurgischen Maßnahmen einschließlich der Stabilisierungsphase alle Messungen mit Ausnahme der Injektion von MS vorgenommen wurde (Phase I innerhalb dieser Gruppe). Im Anschluß daran erfolgte die Injektion von Ölsäure[19] in einer Dosis von 0,1 ml/kg in den RA. Die Entwicklung eines voll ausgeprägten Lungenödems mit der Produktion schaumiger, blutig tingierter Ödemflüssigkeit erforderte 40–60 min; erst nach Ablauf dieser Zeit wurden die Kontrollmessungen im engeren Sinne durchgeführt, d.h. bei Lungenödem und Beatmung ohne PEEP (Phase II der Gruppe II) (PEEP 0). Alle Angaben über die Änderungen der erfaßten Parameter beziehen sich auf diese Kontrollphase. Auch dieser Versuchsablauf ist schematisch dargestellt (Abb. 4):

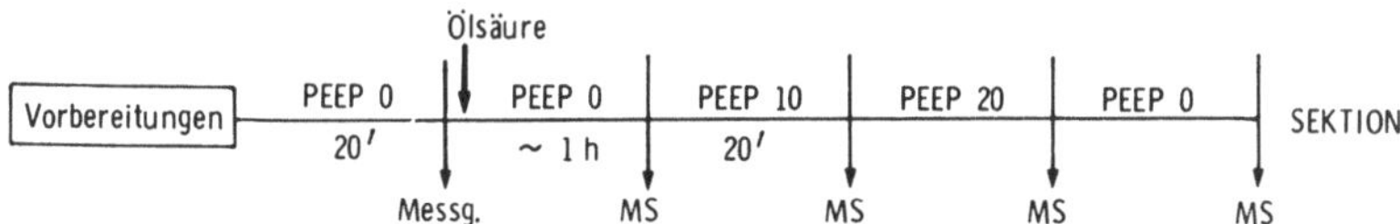

Abb. 4. Versuchsablauf bei Tieren mit Lungenödem

3. Versuche zum Verhalten kardiorespiratorischer Parameter bei Lungenödem ohne PEEP

In der Gruppe der Tiere mit Lungenödem zeigte es sich, daß in der abschließenden PEEP-0-Phase einige kardiorespiratorische Parameter eine deutliche Differenz zum Kontrollwert aufwiesen. Es mußte daraus gefolgert werden, daß die Beeinflussung dieser Parameter durch PEEP von einer unabhängigen, lungenödembedingten Verschlechterung der Lungenfunktion überlagert war. Zur Klärung dieser Frage wurde ein Versuch durchgeführt, der hinsichtlich

---

19 Sigma-Chemie GmbH, München

Vorbereitungen und zeitlichem Ablauf den anderen Experimenten entsprach, ohne daß jedoch PEEP angewendet wurde. Alle Messungen wurden zu den Zeitpunkten vorgenommen, die dem durchschnittlichen zeitlichen Ablauf dieser Serie entsprachen.

4. Sektion der Tiere und Probenaufbereitung

Unmittelbar nach Versuchsende wurden die Tiere seziert. Dabei wurde auch auf mögliche angeborene oder erworbene Anomalien geachtet, die die Ergebnisse hätten beeinflussen können; dies galt insbesondere für den Ausschluß intrakardialer Septumdefekte, die durch einen Links-rechts-Shunt hämodynamische Messungen einschließlich der Bestimmung des RBF verfälscht hätten.

Die Sektion folgte einem von Schosser (persönliche Mitteilung) vorgeschlagenen Schema, das die Zahl und Entnahmestelle der Gewebsproben auch innerhalb einzelner Organteile detailliert festlegte.

Von allen Organen oder Organteilen (z.B. Lungenlappen) wurde nach Grobpräparation zunächst das Gesamtgewicht als Grundlage für spätere Berechnungen der Gesamtdurchblutung bestimmt. Bei der anschließenden Feinpräparation wurde das Organparenchym von letzten Fett- und Bindegewebsresten befreit. Kleinere Organe (Schilddrüse, Nebenniere, Pankreas, Zäkum) und das für die Studie besonders relevante Herz wurden vollständig gemessen, während aus größeren Organen bis zu 30—40 repräsentative Proben entnommen wurden.

IV. Auswertung und Statistik

Alle abgeleiteten physiologischen Parameter (Hämodynamik, Lungenfunktion) wurden nach den bekannten Formeln berechnet. Die Signifikanz von Differenzen wurde, da es sich bei der Untersuchung fast ausnahmslos um gepaarte Beobachtungen handelte, mit Hilfe des gepaarten t-Testes nach Student vorgenommen, soweit nichts anderes vermerkt ist. Die Irrtumswahrscheinlichkeit p wurde den entsprechenden Tabellen [59] für den zweiseitigen Test entnommen.

C. Ergebnisse

I. Versuche an Tieren mit gesunder Lunge

Dieses 10 Hunde umfassende Kollektiv (mittleres Körpergewicht $18,9 \pm 1,8$ kg) wird im folgenden als Gruppe I bezeichnet. 2 Tiere starben während Beatmung mit PEEP 20, so daß die Mittelwerte für diese und die letzte Phase (PEEP 0) nur auf je 8 Einzelwerten beruhen.

1. Atemmechanik und Lungenfunktion

Die atemmechanischen Parameter verhielten sich entsprechend der PEEP-bedingten Erhöhung des Atemwegsmitteldruckes. So stiegen maximaler Atemwegsdruck, endinspiratorischer Plateaudruck (maschinelles Beatmungsmuster) und Pleuradruck signifikant an. Atemminutenvolumen (AMV) und, bei unveränderter Atemfrequenz (AF), Atemzugvolumen (V_{tid}) ließen sich bei Einstellung auf eine endexspiratorische CO_2-Konzentration von 4,0 Vol.% nahezu konstant halten. Die Thoraxgesamtcompliance nahm unter PEEP 10 nur um durchschnittlich 7%, unter PEEP 20 jedoch um 60% ab. Der Atemwegswiderstand (Resistance) reduzierte sich um 25% (PEEP 10) bzw. 15% (PEEP 20). Die Tabelle 3 enthält die entsprechenden Ab-

Tabelle 3. Verhalten atemmechanischer Parameter bei Tieren mit gesunder Lunge während maschineller Beatmung mit PEEP 0 (cm H_2O), PEEP 10, PEEP 20 und wieder PEEP 0. p: Signifikanzniveau nach dem gepaarten t-Test. Die Angaben über die Signifikanz beziehen sich in dieser wie in allen folgenden Tabellen und Abbildungen auf die Differenz gegenüber dem Ausgangswert (PEEP 0)

	PEEP 0	PEEP 10	PEEP 20	PEEP 0
P_{max} (cm H_2O)	$14,6 \pm 3,4$	$24,8 \pm 2,8$	$49,0 \pm 9,9$	$13,8 \pm 2,4$
P_{ei} (cm H_2O)	$6,7 \pm 1,8$	$17,5 \pm 1,8$	$37,0 \pm 7,0$	$5,6 \pm 0,9$
P_{Pl} (cm H_2O)	$0,25 \pm 1,26$	$8,1 \pm 3,5$	$16,0 \pm 4,9$	$1,4 \pm 2,7$
		$p \leqslant 0,001$	$p \leqslant 0,001$	N.S.
V_{tid} (ml)	300 ± 68	318 ± 77	304 ± 60	327 ± 67
AMV (ml/min)	$3,7 \pm 0,8$	$4,0 \pm 0,8$	$3,9 \pm 0,5$	$4,3 \pm 10,7$
Compliance (ml/cm H_2O)	$47,8 \pm 12,2$	$44,9 \pm 9,3$	$205 \pm 6,2$	$64,0 \pm 13,0$
		N.S.	$p \leqslant 0,001$	$p \leqslant 0,001$
Resistance (cm H_2O/l/s)	$8,1 \pm 2,1$	$5,8 \pm 1,7$	$6,7 \pm 2,9$	$9,9 \pm 3,6$
		$p \leqslant 0,005$	N.S.	$p \leqslant 0,05$

solutwerte und, soweit angezeigt, die statistische Signifikanz. Alle Angaben zur Signifikanz beziehen sich jeweils auf die Unterschiede gegenüber den Kontrollwerten. Der intrapulmonale Shunt ($\dot{Q}_S/\dot{Q}_T$) war während der Kontrollphase mit im Mittel 23% höher als erwartet, wahrscheinlich wegen der für Hunde unphysiologischen Rückenlage. PEEP 10 und PEEP 20 ver-

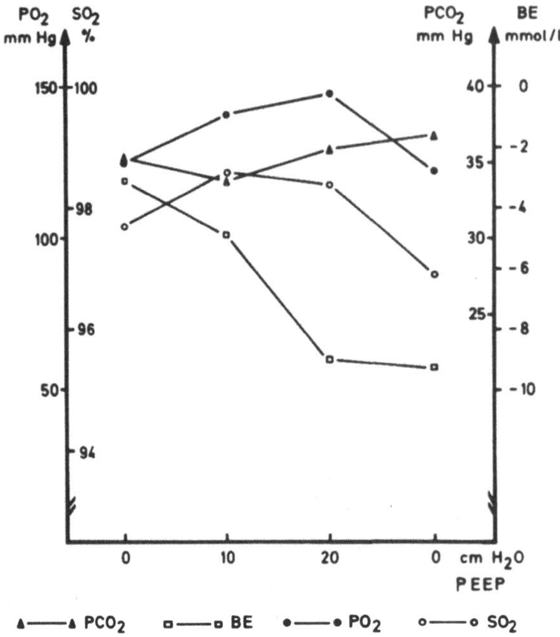

Abb. 5. Arterielle Blutgase und Basenüberschuß bei Tieren mit gesunder Lunge vor, während und nach PEEP-Beatmung. PEEP führt zu einer leichten, unter PEEP 20 signifikanten Zunahme des pO_2 und zu einem geringen Anstieg der Sauerstoffsättigung (SO_2). Der pCO_2 ändert sich nicht signifikant. Als Ausdruck einer metabolischen Azidose fällt der Basenüberschuß (BE) deutlich, unter PEEP 20 signifikant ab. Die Veränderungen sind innerhalb des Beobachtungszeitraumes nach PEEP nur teilweise reversibel

minderten $\dot{Q}_S/\dot{Q}_T$ signifikant um etwa 1/4 bzw. die Hälfte des Ausgangswertes. Infolgedessen stiegen arterielle O_2-Sättigung und arterieller pO_2 an. Gleichzeitig ergab die arterielle Blutgasanalyse jedoch einen teilweise signifikanten Abfall von pH, HCO_3^- und Basenüberschuß (BE) als Hinweis auf eine metabolische Azidose; diese Tendenz war unter PEEP 20 besonders ausgeprägt (Abb. 5, Tabelle 4).

Tabelle 4. Intrapulmonaler Shunt $\dot{Q}_S/\dot{Q}_T$ sowie arterielle Blutgase und Säurebasenkonzentration bei Tieren mit gesunder Lunge vor, während und nach PEEP-Beatmung

		PEEP 0	PEEP 10	PEEP 20	PEEP 0
pO_2	(mmHg)	125 ± 28	141 ± 27	148 ± 24	122 ± 32
SO_2	(%)	97,9 ± 2,7	98,6 ± 0,6	98,4 ± 0,9	96,9 ± 2,6
pCO_2	(mmHg)	35,1 ± 5,2	33,8 ± 5,3	35,9 ± 3,0	36,8 ± 7,4
HCO_3^-	(mmol/l)	20,4 ± 23,2	18,8 ± 2,4	16,4 ± 2,2	16,4 ± 3,1
pH		7,39 ± 0,03	7,37 ± 0,04	7,28 ± 0,006	7,27 ± 0,09
BE	(mmol/l)	−3,1 ± 2,9	−4,9 ± 2,3	−9,0 ± 3,1	−9,3 ± 4,2
$\dot{Q}_S/\dot{Q}_T$	(%)	23 ± 6	18 ± 6	12 ± 4	25 ± 6

2. Gesamthämodynamik

PEEP beeinflußte die Hämodynamik sowohl im System- wie im Lungenkreislauf.

Die oben erwähnte Volumensubstitution mit Dextran 60 ermöglichte im *Systemkreislauf* konstante arterielle Druckverhältnisse, wobei der MAP über die gesamte Versuchsdauer im Mittel zwischen 120 und 140 mmHg lag. Der absolute PLA nahm infolge der Erhöhung des Pleuradruckes signifikant zu, die Berechnung des transmuralen PLA (PLA − PPL) zeigte aber eine Abnahme.

Das HZV wurde durch PEEP signifikant auf rund 3/4 bzw. die Hälfte des Ausgangswertes reduziert. Bei nahezu konstanter Herzfrequenz um 140/min verringerte sich das Schlagvolumen im gleichen Ausmaß.

Der Widerstand im Systemkreislauf (TPR) stieg auf 132% bzw. 160% des Ausgangswertes an (Abb. 6 und 7; Tabelle 5). Im *Lungenkreislauf* war ebenfalls ein signifikanter Anstieg des absoluten PRA und eine Abnahme des transmuralen PRA zu beobachten. Ebenso fand sich eine ausgeprägte Zunahme des absoluten MPAP bei nur grenzwertigem Anstieg des transmuralen MPAP unter PEEP 10 und einer deutlicheren, signifikanten Zunahme während PEEP 20. Der pulmonale Gefäßwiderstand PVR, berechnet auf der Grundlage von $MPAP_{tm}$ und PLA_{tm}, zeigte eine ausgeprägte, hochsignifikante Steigerung, die mit der Höhe des PEEP korrelierte (Tabelle 5; Abb. 6).

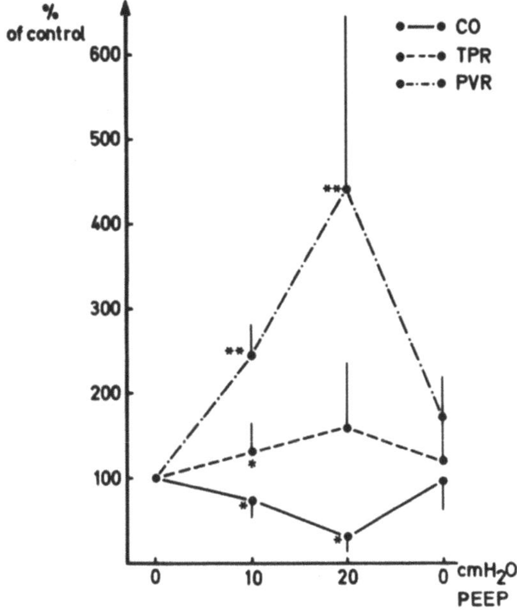

Abb. 6. Gesamthämodynamische Parameter vor, während und nach PEEP-Beatmung bei Tieren mit gesunder Lunge. PEEP bedingt einen zur Höhe des endexspiratorischen Druckes proportionalen Abfall des Herzzeitvolumens (CO) und einen entsprechenden Anstieg des peripheren Gesamtwiderstandes (TPR); der arterielle Mitteldruck (nicht eingezeichnet) bleibt dabei unverändert. Daneben führt PEEP zu einer ausgeprägten Zunahme des pulmonalen Gefäßwiderstandes (PVR). Alle Reaktionen sind nach PEEP reversibel. Signifikanz: * p ⩽ 0,05; ** p ⩽ 0,01

Tabelle 5. Gesamthämodynamische Parameter bei Hunden mit gesunder Lunge vor, während und nach PEEP-Beatmung. *N.S.:* Nichtsignifikante Differenz zum Kontrollwert

		PEEP 0	PEEP 10	PEEP 20	PEEP 0
HZV	(l/min)	2,90 ± 1,52	2,03 ± 0,88	1,50 ± 0,39	2,46 ± 0,57
			$p \leqslant 0,02$	$p \leqslant 0,025$	N.S.
SV	(ml)	20,6 ± 11,0	14,0 ± 6,4	10,5 ± 3,0	18,8 ± 5,1
MAP	(mmHg)	131 ± 26	130 ± 36	121 ± 33	138 ± 19
TPR	(dyn × s × cm^{-5})	4164 ± 1634	5218 ± 1921	6138 ± 2807	4648 ± 1485
MPAP absol. (mmHg)		13,1 ± 2,9	20,6 ± 2,3	30,7 ± 5,0	16,9 ± 4,5
MPAP transm. (mmHg)		12,1 ± 3,6	14,0 ± 4,0	19,0 ± 6,0	13,4 ± 6,8
			N.S.	$p \leqslant 0,005$	N.S.
PVR	(dyn × s × cm^{-5})	210 ± 69	417 ± 107	884 ± 220	335 ± 135
			$p \leqslant 0,001$	$p \leqslant 0,001$	N.S.
LVW	(g × m/min)	6409 ± 2889	4368 ± 1797	2630 ± 829	4743 ± 1108
			$p \leqslant 0,02$	$p \leqslant 0,005$	N.S.
RVW	(g × m/min)	603 ± 439	456 ± 247	433 ± 224	528 ± 364
			N.S.	N.S.	N.S.
LVTTI	(mmHg × s/min)	3735 ± 608	3673 ± 282	2769 ± 464	3445 ± 697
			N.S.	$p \leqslant 0,05$	N.S.
RVTTI	(mmHg × s/min)	402 ± 103	529 ± 127	677 ± 297	546 ± 205
			$p \leqslant 0,10$	$p \leqslant 0,05$	N.S.

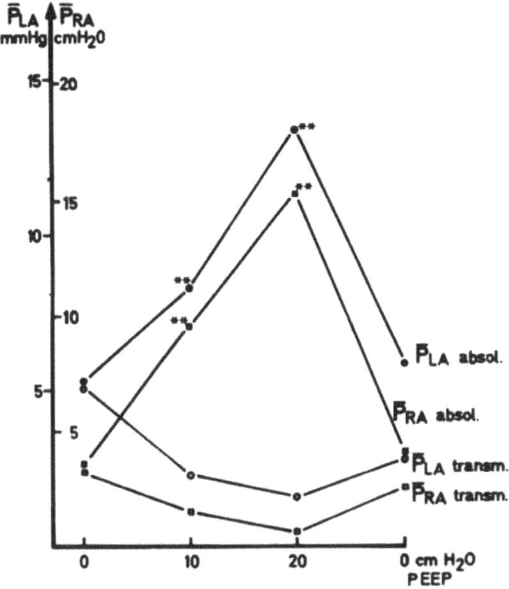

Abb. 7. Absolute und transmurale links- und rechtsatriale Drucke bei Tieren mit gesunder Lunge vor, während und nach PEEP-Beatmung. Während die absoluten, gegen Atmosphärendruck gemessenen Drucke in beiden Vorhöfen unter PEEP signifikant ansteigen, fallen die transmuralen, d.h. gegen den Pleuradruck gemessenen Werte ab. Signifikanz: * $p \leqslant 0{,}05$; ** $p \leqslant 0{,}01$

3. O_2-Transport und O_2-Verbrauch

In der Bilanz stellt der O_2-Transport ($\dot{V}O_2$) im wesentlichen die Resultante der beiden bisher besprochenen Parameter Lungenfunktion und Hämodynamik dar. Infolge der hämodiluierend wirkenden Volumensubstitution waren O_2-Transportkapazität und arterieller O_2-Gehalt (C_aO_2) während und nach PEEP etwas geringer als unter Kontrollbedingungen. Die Berechnung des $\dot{V}O_2$ ergab aber eine über den Hämodilutionseffekt weit hinausgehende Reduktion auf rund 2/3 (PEEP 10) bzw. die Hälfte des Ausgangswertes (PEEP 20). Gleichzeitig war bei einer erheblichen Abnahme des gemischtvenösen O_2-Gehaltes eine entsprechende Zunahme der $AVDO_2$ als Hinweis auf eine signifikant erhöhte O_2-Extraktion zu beobachten. Der $\dot{Q}O_2$ blieb bei Werten zwischen 85 und 90 ml/min nahezu unverändert und sank erst in der abschließenden PEEP-0-Phase geringfügig ab (Tabelle 6).

4. Laborchemische Parameter

Der durch die Applikation von kristallinen und kolloidalen Lösungen bedingte geringfügige Abfall der Hb-Konzentration war von einer entsprechenden Abnahme des arteriellen Hk begleitet, die im Mittel 7 rel.% in der Phase II, 14 rel.% in der Phase III und 20 rel.% in der Phase IV betrug. — Die Serumkonzentrationen von Na^+ und K^+ zeigten keine signifikanten Veränderungen. Die gemischtvenöse Laktatkonzentration stieg über die gesamte Versuchsdauer an, die Änderungen waren aber nicht signifikant. Eine gegenläufige, ebenfalls nicht signifikante Tendenz war hinsichtlich der koronarvenösen Laktatkonzentration zu beobachten (Tabelle 7).

Tabelle 6. $\dot{V}O_2$ und andere kardiorespiratorische Parameter bei Tieren mit gesunder Lunge vor, während und nach PEEP-Beatmung

		PEEP 0	PEEP 10	PEEP 20	PEEP 0
Hb	(g/dl)	13,3 ± 2,8	12,3 ± 2,9	11,5 ± 3,3	11,0 ± 3,0
C_aO_2	(ml/dl)	17,8 ± 3,9	16,6 ± 4,0	15,4 ± 4,5	14,7 ± 4,2
$AVDO_2$	(ml/dl)	3,7 ± 1,0	5,1 ± 1,2	6,4 ± 1,7	4,2 ± 0,9
			$p \leqslant 0,001$	$p \leqslant 0,01$	N.S.
O_2-Extraktion	(%)	21 ± 9	32 ± 14	41 ± 14	28 ± 8
			$p \leqslant 0,001$	$p \leqslant 0,001$	$p \leqslant 0,001$
$\dot{V}O_2$	(ml/min)	459 ± 340	318 ± 152	223 ± 102	341 ± 126
			$p \leqslant 0,05$	$p \leqslant 0,01$	N.S.
$\dot{Q}O_2$	(ml/min)	87 ± 23	89 ± 21	87 ± 25	79 ± 30

Tabelle 7. Laborchemische Parameter in Gruppe I vor, während und nach PEEP-Beatmung

		PEEP 0	PEEP 10	PEEP 20	PEEP 0
Hk	(%)	39,5 ± 8,1	36,8 ± 8,7	33,9 ± 9,2	31,4 ± 8,0
Na^+ i.S.	(mmol/l)	146,1 ± 3,6	146,4 ± 3,1	147,3 ± 4,8	147,3 ± 3,0
K^+ i.S.	(mmol/l)	3,14 ± 0,73	3,21 ± 0,66	3,32 ± 0,52	3,04 ± 0,55
Laktat i.S. gemischtvenös	(mmol/l)	1,755 ± 1,950	1,936 ± 1,785 N.S.	2,648 ± 1,917 N.S.	2,694 ± 1,419 N.S.
Laktat i.S. koronarvenös	(mmol/l)	2,027 ± 1,767	1,611 ± 1,436 N.S.	1,761 ± 1,691 N.S.	1,025 ± 1,151 N.S.

5. Nierenfunktion

Wegen der bekannten Auswirkungen von PEEP auf die Nierenfunktion wurden auch Urinzeitvolumen (UZV) und Urinelektrolytkonzentrationen gemessen. Die Aussagekraft der Werte muß allerdings insofern eingeschränkt werden, als die Flüssigkeits- und Elektrolytzufuhr in erster Linie unter hämodynamischen Gesichtspunkten erfolgte und daher nicht genau bilanziert wurde. Gravierende Störungen des Wasser- und Elektrolythaushaltes können aber aufgrund der im wesentlichen unveränderten Serumelektrolytkonzentrationen ausgeschlossen werden.

Das UZV nahm unter PEEP deutlich, aber nicht signifikant ab. Die Na^+- und K^+-Konzentrationen im Urin ließen in den kurzen Untersuchungsperioden — bei erheblicher Streuung — keine gerichteten Veränderungen erkennen (Tabelle 8).

6. Regionale Organdurchblutung

Die in der Tabelle 9 angegebenen Kontrollwerte für den RBF entsprechen, soweit Vergleiche möglich sind, denjenigen, die auch mit anderen Methoden gefunden wurden. PEEP beeinflußte diese Größen in unterschiedlichem Ausmaß: Während die Durchblutung von Hirn und RV konstant blieb und die der Nebennieren sogar eine leichte, allerdings nicht signifikante

Tabelle 8. Nierenfunktion bei Tieren mit gesunder Lunge vor, während und nach PEEP-Beatmung

		PEEP 0	PEEP 10	PEEP 20	PEEP 0
UZV	(ml/h)	55 (± 66)	29 ± 26	18 ± 17	80 (± 86)
			N.S.	N.S.	N.S.
Na^+ i.U.	(mmol/l)	48,0 (± 56,9)	50,6 (± 51,7)	43,1 ± 42,9	40,9 ± 27,9
K^+ i.U.	(mmol/l)	97,5 ± 57,9	107,7 ± 60,2	117,7 ± 50,8	101,4 ± 53,7
Na^+/K^+-Quotient		0,77(± 0,98)	0,83(± 1,23)	0,51(± 0,63)	0,47(± 0,33)
			N.S.	N.S.	N.S.

Tabelle 9. RBF (ml/100 g × min) bei Tieren mit gesunder Lunge vor, während und nach PEEP-Beatmung. Signifikanz: * $p \leqslant 0,05$; ** $p \leqslant 0,01$. n = 10 (PEEP 0, PEEP 10) bzw. n = 8 (PEEP 20, PEEP 0)

	PEEP 0	PEEP 10	PEEP 20	PEEP 0
Herz, LA	51,3 ± 17,3	50,4 ± 17,0	37,0 ± 10,8	61,2 ± 37,8
Herz, RA	52,9 ± 23,8	42,3 ± 12,7	37,2 ± 6,7	51,9 ± 16,0
Herz, LV	130,3 ± 56,3	125,4 ± 50,4	92,3 ± 20,3*	179,4 ± 100,6
Herz, RV	63,0 ± 31,8	60,1 ± 22,2	65,0 ± 26,2	80,7 ± 48,9
Herz, Septum	122,2 ± 46,5	125,2 ± 48,6	93,3 ± 20,0	182,7 ± 97,2
Gehirn, Rinde	38,3 ± 17,4	38,2 ± 16,2	33,3 ± 11,8	43,7 ± 21,6
Gehirn, Mark	23,1 ± 7,2	24,1 ± 9,3	22,5 ± 6,4	26,9 ± 16,5
Gehirn, Nucleus caudatus	65,2 ± 31,4	64,6 ± 30,9	53,3 ± 19,8	72,5 ± 34,9
Gehirn, Hirnstamm	30,5 ± 13,1	30,2 ± 14,4	26,2 ± 8,3	35,1 ± 19,1
Gehirn, Kleinhirn	36,3 ± 11,1	37,2 ± 11,2	34,8 ± 8,9	43,8 ± 25,4
Schilddrüse	34,4 ± 22,6	17,0 ± 10,7**	8,2 ± 3,9**	18,7 ± 11,8
Magen	31,3 ± 16,5	19,5 ± 9,3**	13,1 ± 5,0*	11,1 ± 7,8*
Dünndarm	54,9 ± 24,1	44,8 ± 18,3**	36,8 ± 14,3**	65,1 ± 26,7
Dickdarm	86,0 ± 37,1	68,4 ± 30,7*	55,0 ± 22,1*	94,3 ± 52,4
Leber (A. hepatica)	24,7 ± 22,0	17,6 ± 14,5	9,6 ± 7,1	20,0 ± 11,9
Pankreas	47,4 ± 29,1	27,0 ± 15,1	12,1 ± 4,0**	28,9 ± 14,2
Milz	194,9 ± 115,9	153,3 ± 101,0	84,2 ± 45,5*	176,7 ± 87,7
Nierenrinde	432,4 ± 142,3	395,2 ± 155,7	370,2 ± 150,1*	400,7 ± 228,3
Nebenniere	229,8 ± 98,1	228,7 ± 64,5	262,9 ± 107,1	321,5 ± 133,7
Muskulatur	3,5 ± 2,4	3,3 ± 1,8	2,7 ± 1,0	3,7 ± 1,4
Fettgewebe	21,6 ± 13,6	12,0 ± 10,4	6,2 ± 5,6	13,7 ± 9,4

Zunahme erkennen ließ, verminderte sich der RBF des LV, der Nieren und der Skelettmuskulatur geringfügig. Eine deutlichere Reduktion der Organperfusion war für den gesamten Splanchnikusbereich, insbesondere Magen und Pankreas, festzustellen. Am stärksten war die Verminderung des RBF an der Schilddrüse ausgeprägt.

Setzt man die absoluten RBF-Werte unter Berücksichtigung des Organgewichtes zum HZV in Beziehung, so ergibt sich ein bestimmtes Verteilungsmuster des HZV. Diese beiden Größen — absoluter RBF einerseits, Anteil am HZV andererseits — sind in den Abb. 8a und 8b dargestellt. PEEP führte zu einer Umverteilung des — reduzierten — HZV zugunsten von Gehirn, Herz, Niere, Nebenniere und Skelettmuskulatur. Dünn- und Dickdarm nehmen insofern eine Mittelstellung ein, als ihre Durchblutung zwar signifikant zurückging, diese Verminde-

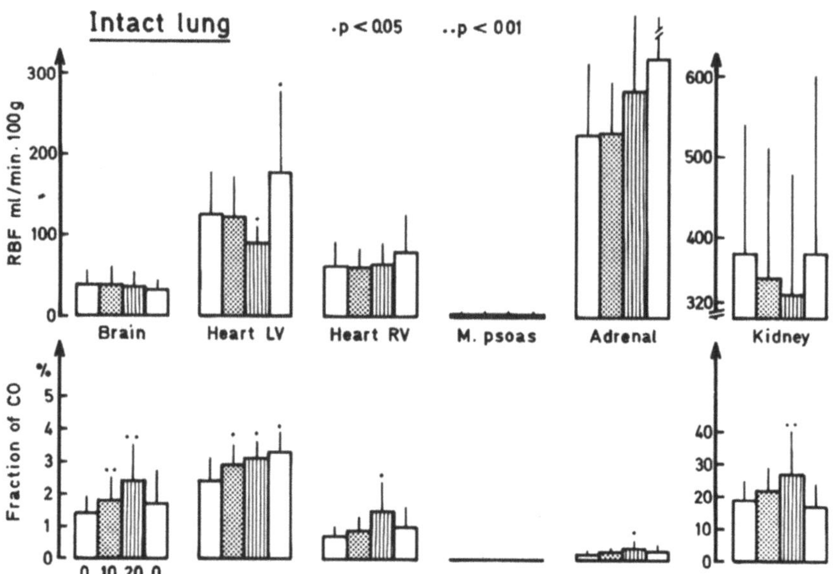

Abb. 8a. Regionale Organdurchblutung (RBF) von Gehirn, Herz, Muskulatur, Nebenniere und Niere bei Tieren mit gesunder Lunge. Die verschieden markierten Säulen geben im oberen Teil der Abbildung die Höhe des RBF in den einzelnen Phasen des Versuchs (PEEP 0 – 10 – 20 – 0 cm H_2O) wieder. Im unteren Teil ist der jeweilige Anteil der Organe am HZV dargestellt. Bei im wesentlichen unveränderten oder leicht abnehmenden RBF-Werten zeigt sich eine Umverteilung des HZV zugunsten der genannten Organe. Signifikanz: * p $\leqslant$ 0,05; ** p $\leqslant$ 0,01

rung aber nicht das Ausmaß der Abnahme des HZV erreichte; es resultierte also ebenfalls eine Umverteilung des HZV zugunsten dieser Organe. Die Änderung des RBF von Leber und Milz entsprach im Mittel dem Rückgang des HZV; Magen, Pankreas, Schilddrüse und subkutanes Fettgewebe zeigten dagegen eine überproportionale Abnahme des RBF. Die beschriebenen Änderungen waren nach Wegnahme von PEEP ausnahmslos reversibel, wobei einige Organe innerhalb der Beobachtungsdauer den Ausgangswert noch nicht erreicht hatten, während andere eine überschießende Reaktion zeigten.

Die detaillierte Auswertung der Organproben, die aus verschiedenen Teilen größerer Organe entnommen waren, ließ teilweise lokale Durchblutungsgradienten erkennen; diese betrugen unter Kontrollbedingungen für die Relation

Hirnrinde/Mark	1,66
LV Endo/Epi-Ratio[20]	1,12
Magen Fundus/Antrum	0,46
Dünndarm proximal/distal	1,79
Dickdarm proximal/distal	1,06.

Keine dieser Relationen wurde durch PEEP signifikant beeinflußt. Die orientierende Berechnung der entsprechenden Relation von Nierenrinden- zu Nierenmarkdurchblutung ergab zwar eine scheinbare Umverteilung der Gesamtdurchblutung zugunsten der Rinde; die Rela-

---

20 Relation von subendokardialer zu subepikardialer Myokarddurchblutung im Bereich des linken Ventrikels

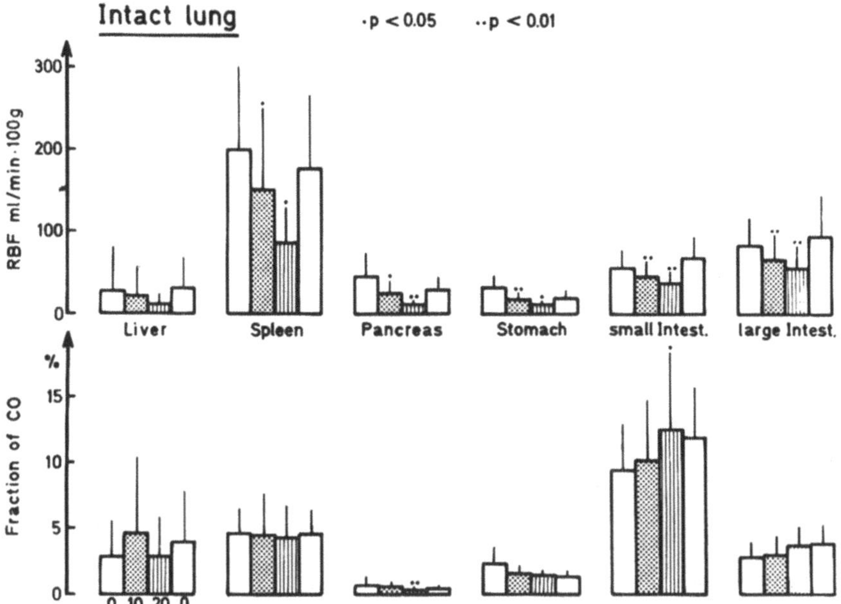

Abb. 8b. Regionale Organdurchblutung (RBF) im Splanchnikusbereich vor, während und nach PEEP-Beatmung. Die arterielle Durchblutung der Leber und der Milz nimmt entsprechend dem Rückgang des HZV ab. Pankreas und Magen erfahren eine überproportionale Reduktion des RBF, während sich für Dünn- und Dickdarm trotz einer Abnahme der absoluten RBF-Werte der Anteil am HZV erhöht (Erläuterungen s. auch Abb. 8a)

tion der pro Gewichtseinheit in der Rinde gemessenen Aktivität zur Aktivität im Mark betrug initial 350 : 1, unter PEEP 10 389 : 1 und unter PEEP 20 613 : 1. Die spezielle Gefäß-architektur der Niere mit einem dem kortikalen nachgeschalteten medullären Kapillarnetz (sog. portale Gefäßarchitektur) läßt jedoch bei Anwendung der MS-Methode keine Aussage über die absolute Höhe der Markdurchblutung zu. Die genannten Quotienten sind demnach nur als Hinweis auf eine unter PEEP vermindert-perfundierte Anzahl von Gefäßen mit einem Durchmesser von mehr als 15–20 μm im Rindengewebe zu werden.

7. Gewebe-pO$_2$

Im Normalfall stellt sich das pO$_2$-Histogramm als eine leicht linksschiefe, glockenförmige Kurve dar. Das Ausgangshistogramm der Leber (Abb. 9a) entspricht diesem Bild; die relativ hohe Anzahl (8%) der Meßwerte in der niedrigsten Klasse (0–5 mmHg) weicht jedoch vom typischen Befund ab. Unter PEEP 10 ist eine etwas homogenere Form und eine geringfügige Rechtsverschiebung des Maximums als Hinweis auf eine leichte Verbesserung der O$_2$-Versorgung zu erkennen. Der Anteil hypoxischer Werte ist jedoch unverändert. PEEP 20 resultiert dagegen in einer deutlichen Linksverschiebung des Gipfels und in einer Zunahme der Werte in der niedrigsten Klasse, bedingt also eine Verschlechterung des Gewebe-pO$_2$. Eine deutliche Tendenz zur Normalisierung zeigt sich erst wieder in der abschließenden PEEP-0-Phase.

Gleichsinnige Veränderungen sind an den Muskelhistogrammen zu erkennen (Abb. 9b). PEEP 10 führt zu einer grenzwertigen Rechtsverschiebung gegenüber dem Ausgangsbefund.

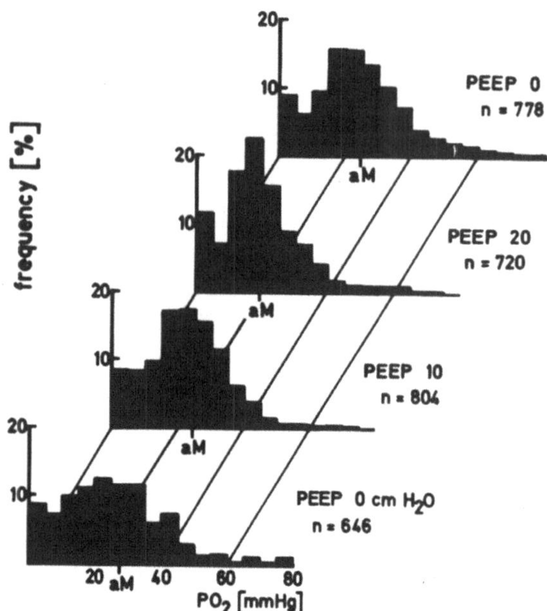

Abb. 9a. Gewebe-pO$_2$ der Leber, gemessen an der Oberfläche des Organs, bei Tieren mit gesunder Lunge. Für jede Phase des Versuchs sind die Meßwerte aus allen 10 (Phase I–III) bzw. 8 Versuchen (Phase IV) in Form eines Histogramms dargestellt. Außer einer leichten Homogenisierung findet sich bei PEEP 10 keine nennenswerte Änderung des Histogramms. PEEP 20 bewirkt eine leichte Verschlechterung des Gewebe-pO$_2$, erkennbar an einer geringen Linksverschiebung des Maximums, einer Zunahme der Werte in der niedrigsten Klasse (0–5 mmHg) und einer Abnahme des arithmetischen Mittelwertes (aM). Nach PEEP zeigt sich eine Verbesserung des lokalen pO$_2$

Das Bild ist aber inhomogen, ein eindeutiges Maximum ist nicht mehr zu erkennen. Diese Inhomogenität verstärkt sich unter PEEP 20, das Histogramm wird mehrgipfelig; es enthält dabei einen hohen Anteil niederer pO$_2$-Werte. Die Überprüfung der Einzelhistogramme ergab aber, daß es sich dabei um einen Überlagerungseffekt mehrerer homogener Histogramme handelte. Die Mehrgipfeligkeit stellt demnach den Ausdruck individuell unterschiedlicher Reaktionen dar. Nach PEEP ordnen sich die Meßwerte in ein sehr homogenes, weit rechts liegendes Histogramm ein; der Grad dieser Verbesserung geht deutlich über die Zunahme des RBF der Skelettmuskulatur hinaus.

8. Zusammenfassung der Ergebnisse aus Gruppe I

Im Tierexperiment führt die Beatmung mit PEEP 10 cm H$_2$O bzw. PEEP 20 cm H$_2$O gegenüber Beatmung mit IPPB zu folgenden Änderungen der Lungen- und Herz-Kreislauf-Funktion:

a) Lungenfunktion

Unter PEEP nahmen Compliance und Atemwegswiderstand ab. Die Besserung der respiratorischen Lungenfunktion zeigte sich in einer signifikanten Verminderung des intrapulmona-

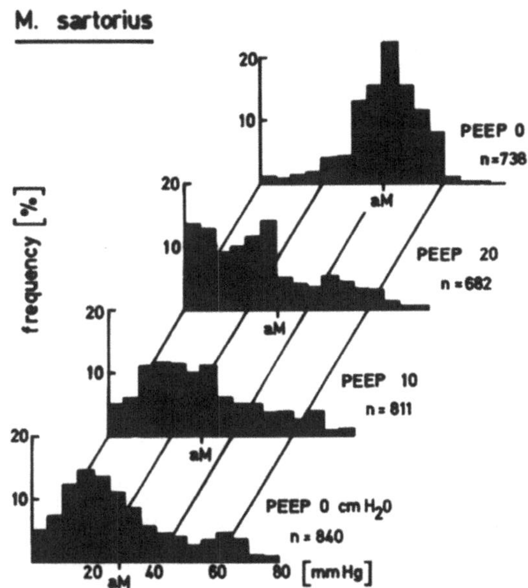

Abb. 9b. Gewebe-pO$_2$ an der Skelettmuskulatur (M. sartorius) bei Tieren mit gesunder Lunge. Die Form
der Darstellung entspricht der Abb. 9a. PEEP 10 führt zu einer grenzwertigen Besserung des Muskel-pO$_2$,
PEEP 20 aber zu einer deutlichen Verschlechterung. Die ausgeprägte Rechtsverschiebung des Histogramms während der abschließenden PEEP-0-Phase beruht nur zu einem kleinen Teil auf einer Zunahme
des RBF und damit des lokalen Sauerstoffangebots; sie ist daher im wesentlichen nicht Ausdruck
einer reaktiven Hyperämie, sondern einer zu postulierenden Optimierung der Mikrozirkulation (s. Text)

len Rechts-links-Shunts von 23 ± 6% auf 18 ± 6% (PEEP 10) bzw. 12 ± 4% (PEEP 20) mit
einer entsprechenden Verbesserung der arteriellen Oxygenierung.

b) Hämodynamik

Trotz Volumensubstitution führte PEEP zu einer Abnahme der transmuralen Vorhofdrucke
und damit der effektiven Ventrikelfüllungsdrucke. Das HZV fiel signifikant um 26 bzw. 43%.
Bei einem kompensatorischen Anstieg des peripheren Gesamtwiderstandes blieb der arterielle Mitteldruck unverändert. Der pulmonale Gefäßwiderstand nahm signifikant um 110%
bzw. 343% zu.

c) O$_2$-Transport und O$_2$-Verbrauch

PEEP bedingte eine signifikante Abnahme des O$_2$-Transports; aufgrund eines kompensatorischen Anstiegs der O$_2$-Extraktion blieb der O$_2$-Verbrauch aber unverändert. Dennoch wies
die Blutgasanalyse auf die Entwicklung einer metabolischen Azidose hin.

d) Regionale Organdurchblutung (RBF)

PEEP führte zu einer Umverteilung des HZV zugunsten von Gehirn, Herz, Nieren, Nebennieren sowie — in geringerem Maße — von Dünn- und Dickdarm und Skelettmuskulatur. Der

RBF von Magen und Pankreas wurde überproportional, die arterielle Leberdurchblutung und die Perfusion anderer Organe und Gewebe annähernd proportional zum HZV vermindert.

e) Gewebe-pO$_2$

Während PEEP 10 fand sich eine grenzwertige Verbesserung, während PEEP 20 jedoch eine deutliche Verschlechterung des Gewebe-pO$_2$ von Leber und Skelettmuskulatur.

f) Reversibilität

Mit Ausnahme der metabolischen Azidose waren alle Veränderungen nach PEEP reversibel.

II. Versuche an Tieren mit Lungenödem

Der folgende Abschnitt beschreibt die Ergebnisse der Versuche an 10 Hunden mit Ölsäure-induziertem Lungenödem (Gruppe II). 4 Tiere starben bei Ende der PEEP-20-Phase während Beatmung mit 100% O$_2$ zur Bestimmung von $\dot{Q}_S/\dot{Q}_T$. Ein weiteres Tier benötigte während PEEP 20 zur Unterstützung der Herztätigkeit Adrenalin; die Ergebnisse der Phasen IV (PEEP 20) und V (PEEP 0) dieses Versuchs wurden daher nicht berücksichtigt. Aus diesen Gründen beruhen die Mittelwerte für die Phase IV nur auf 9, für die Phase V auf 5 Einzelwerten.

1. Änderungen kardiorespiratorischer Parameter bei Induktion eines hämorrhagischen Lungenödems

Mit Ausnahme des RBF wurden sämtliche Parameter bei noch intakter Lunge gemessen; diese Werte stimmen mit den Kontrollwerten der Gruppe I weitgehend überein. Nach Manifestation des Ölsäure-induzierten Lungenödems erfuhren die Parameter fast ausnahmslos eine signifikante Änderung in Richtung pathologischer Werte, wie sie bei der ARI zu erwarten waren. Lediglich die Änderung der Vorhofdrucke und der rechtsventrikulären Herzarbeit waren nicht signifikant. Da sich die Beschreibung der Ergebnisse auf PEEP-bedingte Einflüsse konzentrieren soll, seien an dieser Stelle die Auswirkungen der Ölsäureinjektion auf die wichtigsten Parameter zusammengefaßt wiedergegeben (Tabelle 10). Die bei manifestem Lungenödem während Beatmung ohne PEEP ermittelten Daten stellen für diese Gruppe (II) die eigentlichen Kontrollwerte dar, auf die sich alle Vergleiche „vor/während/nach PEEP" beziehen.

2. Atemmechanik und Lungenfunktion

Wie in Gruppe I führte PEEP auch bei den Tieren mit Lungenödem zu einer Erhöhung der Atemwegsdrucke und des Pleuradruckes. Die Atemminutenvolumina konnten über die Versuchsdauer im wesentlichen unverändert belassen werden. Die Resistance zeigte eine — aufgrund der abnorm hohen Ausgangswerte — wesentlich stärkere Abnahme als in Gruppe I. Die Compliance verbesserte sich unter PEEP 10, ging aber bei PEEP 20 unter den Ausgangswert zurück (Tabelle 11). Zur Quantifizierung der interstitiellen und intraalveolären Flüssigkeitseinlagerung wurde der *Lungenwassergehalt* bei Versuchsbeginn, d.h. vor Applikation

Tabelle 10. Änderungen wichtiger kardiorespiratorischer Parameter bei Induktion eines hämorrhagischen Lungenödems durch Ölsäureinjektion (Gruppe II)

	Vor Ölsäureinjektion	60 min nach Ölsäureinjektion	Signifikanz $p \leqslant$
Compliance (ml/cm H_2O)	52,4 ± 10,2	27,7 ± 7,4	0,001
Resistance (cm $H_2O/l/s$)	6,73 ± 1,49	13,61 ± 2,96	0,001
$\dot{Q}_S/\dot{Q}_T$ (%)	27,3 ± 6,0	40,8 ± 10,3	0,01
paO_2 (mmHg)	106,1 ± 42,8	73,6 ± 18,0	0,005
$paCO_2$ (mmHg)	34,8 ± 4,0	42,1 ± 7,0	0,005
pH	7,40 ± 0,08	7,31 ± 0,06	0,001
$\dot{V}O_2$ (ml/min)	700 ± 177	425 ± 83	0,001
O_2-Extraktion (%)	16,2 ± 6,3	27,3 ± 7,6	0,01
HZV (l/min)	3,39 ± 0,86	2,25 ± 0,52	0,001
MAP (mmHg)	153 ± 13	136 ± 14	0,001
PLA (mmHg)	5,7 ± 1,7	7,6 ± 3,7	N.S.
PRA (mmHg)	1,8 ± 1,4	2,6 ± 2,2	N.S.
TPR (dyn × s × cm^{-5})	3805 ± 1198	5103 ± 1719	0,005
PVR (dyn × s × cm^{-5})	216 ± 84	373 ± 170	0,01
LVW (g × cm/min)	7090 ± 1996	4061 ± 730	0,001
RVW (g × cm/min)	653 ± 179	546 ± 244	N.S.
pO_2 Leber (mmHg)	27,4 ± 11,8	18,8 ± 9,3	–
pO_2 M. sartorius (mmHg)	31,7 ± 11,9	19,9 ± 9,6	–

Tabelle 11. Atemmechanische Parameter bei Tieren mit Ölsäure-induziertem Lungenödem vor, während und nach Beatmung mit PEEP (Abkürzungen s. Tabelle 1)

	PEEP 0	PEEP 10	PEEP 20	PEEP 0
P_{max} (cm H_2O)	21,1 ± 5,9	27,5 ± 3,9	54,5 ± 13,7	26,3 ± 6,6
P_{ei} (cm H_2O)	10,8 ± 2,2	21,1 ± 2,8	42,4 ± 7,0	13,9 ± 1,0
PPl (cm H_2O)	2,9 ± 2,6	7,2 ± 1,9	14,8 ± 2,7	5,0 ± 2,0
V_{tid} (ml)	262 ± 46	354 ± 84	326 ± 90	294 ± 58
AMV (l/min)	3,3 ± 0,5	4,5 ± 1,0	4,1 ± 1,0	3,6 ± 0,4
Compliance (ml/cm H_2O)	27,7 ± 7,4	35,6 ± 7,7	18,5 ± 6,3	23,9 ± 5,7
Resistance (cm $H_2O/l/s$)	13,6 ± 3,0	4,8 ± 1,8	4,5 ± 2,1	16,4 ± 7,9

von Ölsäure, und bei Versuchsende durch Trocknung von Gewebeproben bis zur Gewichtskonstanz bestimmt. Im Mittel fand sich eine Zunahme des Wassergehaltes von 78,84 ± 1,03% auf 82,99 ± 1,83% (p $\leqslant$ 0,001), entsprechend einer Änderung um 4,15 absol.% bzw. 5,27 rel.%. Der Quotient Feuchtgewicht : Trockengewicht stieg dabei von 4,74 ± 0,22 auf 5,96 ± 0,78. PEEP bewirkte eine erhebliche Reduktion von $\dot{Q}_S/\dot{Q}_T$, so daß die Werte trotz der unterschiedlichen Ausgangsverhältnisse denjenigen der Tiere mit gesunder Lunge entsprachen. Demzufolge war eine deutliche Verbesserung der arteriellen Oxygenierung festzustellen, die aber andererseits von den Zeichen einer metabolischen Azidose begleitet war (Tabelle 12; Abb. 10).

Tabelle 12. $\dot{Q}_S/\dot{Q}_T$, arterielle Blutgase und Säure-Basen-Konzentrationen bei Tieren mit Lungenödem vor, während und nach PEEP-Beatmung

	PEEP 0	PEEP 10	PEEP 20	PEEP 0
$\dot{Q}_S/\dot{Q}_T$ (%)	40,8 ± 10,3	17,2 ± 5,4 p ⩽ 0,001	9,0 ± 2,5 p ⩽ 0,001	48,9 ± 14,3 N.S.
paO_2 (mmHg)	73,6 ± 18,9	98,5 ± 24,2 N.S.	165,5 ± 14,3 p ⩽ 0,001	44,3 ± 6,5 p ⩽ 0,05
S_aO_2 (%)	88,8 ± 9,7	96,2 ± 2,1 N.S.	98,9 ± 0,2 p ⩽ 0,02	65,7 ± 13,0 p ⩽ 0,02
$paCO_2$ (mmHg)	42,1 ± 7,0	37,2 ± 8,5	37,2 ± 2,9	59,7 ± 12,4
HCO_3^- (mmol/l)	20,5 ± 1,9	18,2 ± 3,0	16,6 ± 1,9	21,0 ± 2,1
pH	7,31 ± 0,06	7,31 ± 0,04	7,27 ± 0,06	7,17 ± 0,07
BE (mmol/l)	−5,1 ± 2,4	−6,8 ± 2,1 N.S.	−9,1 ± 2,9 p ⩽ 0,02	−7,9 ± 2,2 N.S.

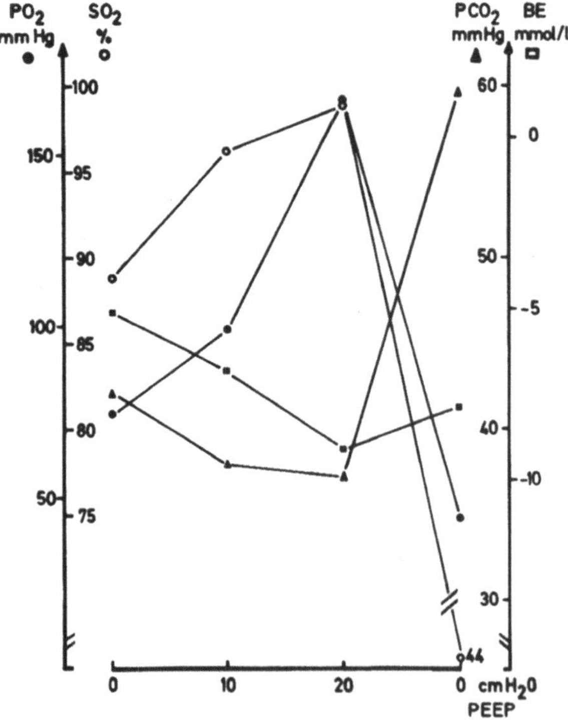

Abb. 10. Arterielle Blutgase und Basenüberschuß (BE) bei Tieren mit Ölsäure-induziertem Lungenödem vor, während und nach PEEP-Beatmung. Die Zunahme des pO_2 und der Sauerstoffsättigung (SO_2) ist unter PEEP 10 erkennbar, aber erst unter PEEP 20 signifikant (p ⩽ 0,001 bzw. ⩽ 0,02). Der pCO_2 zeigt während PEEP eine Tendenz zur Normalisierung, nimmt jedoch nach PEEP erheblich zu. Die Abnahme des BE, unter PEEP 20 signifikant (p ⩽ 0,02), deutet auf eine zunehmende metabolische Azidose hin; diese Entwicklung wird erst beim Wechsel von PEEP- auf IPPB-Beatmung (PEEP 0) unterbrochen

3. Gesamthämodynamik

Gemessen am *HZV* beeinträchtigte PEEP die Herzfunktion in Gruppe II im gleichen Ausmaß wie in Gruppe I: das HZV sank bei PEEP 10 um 25%, bei PEEP 20 um 48%. Unter Berücksichtigung der Absolutwerte zeigte sich aber, daß infolge der schlechteren hämodynamischen Ausgangssituation die Förderleistung des Herzens in einen Bereich abfiel, der unter PEEP 10 nur noch der Hälfte und bei PEEP 20 einem Drittel des normalen, d.h. vor Erzeugung des Lungenödems gemessenem HZV entsprach. Dies hatte trotz eines signifikanten Anstiegs des TPR einen mäßiggradigen, signifikanten Abfall des MAP zur Folge. Bei nahezu unveränderter Herzfrequenz änderte sich das SV parallel zum HZV. Der PVR stieg auf Werte an, die während der beiden Stufen von PEEP mit 534 ± 136 bzw. 1181 ± 319 dyn $\times$ s $\times$ cm^{-5} noch über den entsprechenden Werten der Gruppe I lagen; die relative Zunahme war allerdings, wiederum aufgrund des höheren Ausgangswertes, weniger ausgeprägt (+53% bzw. +225%). Dabei stieg der absolute MPAP erheblich an und blieb, im Gegensatz zur Gruppe I, auch während IPPB-Beatmung bei Ende des Versuchs auf diesem Niveau (Abb. 11). Der transmurale MPAP wurde durch PEEP 10 nicht beeinflußt, zeigte aber unter PEEP 20 und insbesondere *nach* PEEP eine signifikante Zunahme (Tabelle 13). Die absoluten Vorhofdrucke stiegen infolge des erhöhten intrathorakalen Drucks signifikant an, während die transmuralen Drucke nicht signifikant abfielen (Abb. 12).

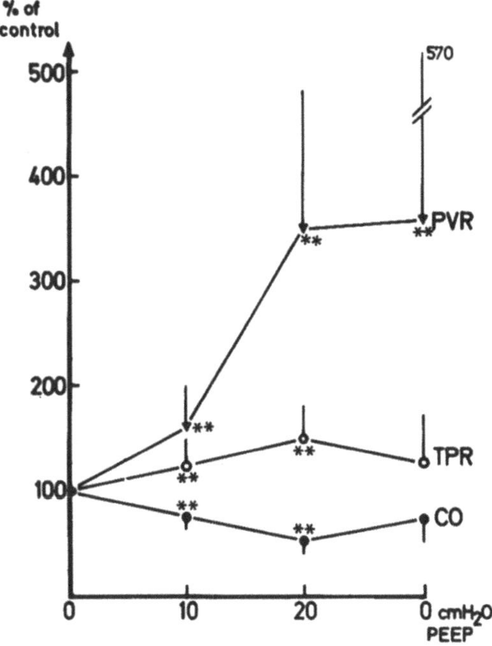

Abb. 11. Gesamthämodynamische Parameter bei Tieren mit Lungenödem vor, während und nach PEEP-Beatmung. Die PEEP-bedingte Abnahme des HZV (CO) und die Zunahme des peripheren Gesamtwiderstandes (TPR) sind, wie bei den Tieren mit gesunder Lunge, nach PEEP reversibel. Dagegen zeigt der ausgeprägte Anstieg des pulmonalen Gefäßwiderstandes (PVR) nach PEEP – im Gegensatz zur Gruppe I – keine Tendenz zur Normalisierung; an die Stelle der PVR-steigernden Wirkung des erhöhten intraalveolären Druckes tritt beim Übergehen von PEEP- auf IPPB-Beatmung der vasokonstriktorische Effekt der alveolären Hypoxie. Signifikanz: * $p \leqslant 0{,}05$; ** $p \leqslant 0{,}01$

Tabelle 13. Gesamthämodynamik in Gruppe II vor, während und nach PEEP-Beatmung

	PEEP 0	PEEP 10	PEEP 20	PEEP 0
HZV (l/min)	$2,25 \pm 0,52$	$1,67 \pm 0,36$ $p \leqslant 0,005$	$1,18 \pm 0,37$ $p \leqslant 0,001$	$1,58 \pm 0,41$ N.S.
SV (ml)	$16,2 \pm 5,0$	$11,1 \pm 2,4$ $p < 0,01$	$8,5 \pm 2,7$ $p \leqslant 0,001$	$12,2 \pm 2,8$ N.S.
MAP (mmHg)	136 ± 14	128 ± 15 $p \leqslant 0,02$	107 ± 19 $p \leqslant 0,001$	119 ± 27 N.S.
TPR (dyn $\times$ s $\times$ cm^{-5})	5103 ± 1719	6199 ± 2082 $p \leqslant 0,001$	7342 ± 3391 $p \leqslant 0,01$	5821 ± 1605 N.S.
MPAP absol. (mmHg) MPAP transm. (mmHg)	$17,5 \pm 4,0$ $15,2 \pm 3,7$	$21,1 \pm 3,9$ $15,8 \pm 4,1$ N.S.	$32,0 \pm 4,9$ $20,0 \pm 2,5$ $p \leqslant 0,02$	$31,7 \pm 2,7$ $31,4 \pm 2,7$ $p \leqslant 0,01$
PVR (dyn $\times$ s $\times$ cm^{-5})	380 ± 166	534 ± 136 $p \leqslant 0,005$	1181 ± 319 $p \leqslant 0,001$	1402 ± 196 $p \leqslant 0,005$
LVW (g $\times$ m/min)	3998 ± 652	2784 ± 699 $p \leqslant 0,001$	1635 ± 366 $p \leqslant 0,001$	2426 ± 1064 N.S.
RVW (g $\times$ m/min)	470 ± 190	365 ± 135 N.S.	339 ± 105 N.S.	619 ± 214 N.S.
LVTTI (mmHg $\times$ s/min)	2841 ± 329	2513 ± 250 $p \leqslant 0,005$	1942 ± 579 $p \leqslant 0,001$	2304 ± 810 N.S.
RVTTI (mmHg $\times$ s/min)	435 ± 126	466 ± 117 N.S.	699 ± 246 $p \leqslant 0,01$	587 ± 237 N.S.

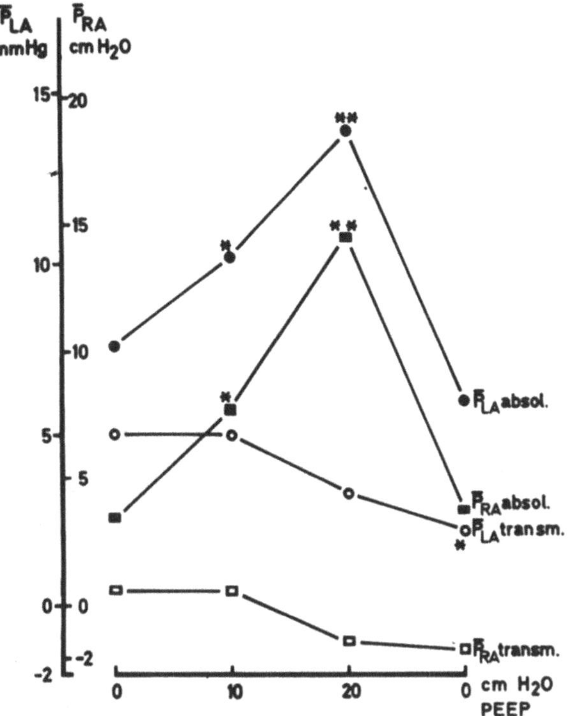

Abb. 12. Absolute und transmurale links- und rechtsatriale Mitteldrucke bei Tieren mit Lungenödem vor, während und nach PEEP-Beatmung. Dem signifikanten Anstieg der absoluten Werte stehen bei PEEP 10 unveränderte, bei PEEP 20 leicht verminderte transmurale Drucke gegenüber. Im Gegensatz zur Gruppe I kehren die transmuralen Drucke nach PEEP nicht wieder zum Ausgangswert zurück; dies ist möglicherweise die Folge einer nach PEEP erneut einsetzenden, massiven Flüssigkeitssequestration in die Ölsäure-geschädigte Lunge mit einer entsprechenden Abnahme des intravaskulären Volumens. Signifikanz: * p ≤ 0,05; ** p ≤ 0,01

LVW und LVSW verringerten sich unter PEEP hochsignifikant, näherten sich aber nach PEEP wieder den Kontrollwerten. Dagegen zeigten *RVW* und RVSW aufgrund des ausgeprägten Anstiegs des PVR nur eine Tendenz zur Abnahme (p ≤ 0,10), nach PEEP sogar eine Tendenz zur Zunahme gegenüber den Ausgangswerten (Tabelle 13).

4. O$_2$-Transport und O$_2$-Verbrauch

Die Verbesserung der Lungenfunktion kompensierte rechnerisch lediglich die infolge der Flüssigkeitszufuhr eingetretene, geringgradige Hämodilution und die damit verbundene Verminderung der O$_2$-Kapazität des Blutes. Der C$_a$O$_2$ blieb daher während PEEP im Mittel konstant, sank aber nach Übergehen auf IPPB signifikant ab. Mit Ausnahme dieser letzten Versuchsphase entsprach infolgedessen die Abnahme des $\dot{V}O_2$ dem Rückgang des HZV. Der $\dot{Q}O_2$ ließ während der gesamten Versuchsdauer einen stetigen, jedoch nicht signifikanten Abfall erkennen. Die AVDO$_2$ und mit ihr die O$_2$-Extraktion zeigte unter PEEP einen signifikanten Anstieg. Nach Abgehen von PEEP nahm die AVDO$_2$ infolge des erheblich verminderten

Tabelle 14. $\dot{V}O_2$ und andere kardiorespiratorische Parameter in der Gruppe II vor, während und nach PEEP-Beatmung

	PEEP 0	PEEP 10	PEEP 20	PEEP 0
Hb (g/dl)	$15,4 \pm 1,2$	$14,1 \pm 1,0$	$13,3 \pm 1,2$	$12,9 \pm 1,3$
C_aO_2 (ml/dl)	$19,2 \pm 2,9$	$18,8 \pm 1,5$	$18,4 \pm 1,7$	$11,8 \pm 3,1$
		N.S.	N.S.	$p \leqslant 0,02$
$AVDO_2$ (ml/dl)	$4,97 \pm 0,95$	$6,57 \pm 1,57$	$8,46 \pm 2,38$	$5,75 \pm 1,70$
		$p \leqslant 0,02$	$p \leqslant 0,005$	N.S.
O_2-Extraktion (%)	27 ± 8	35 ± 8	46 ± 12	52 ± 18
		N.S.	$p \leqslant 0,005$	$p \leqslant 0,05$
$\dot{V}O_2$ (ml/min)	425 ± 83	312 ± 58	228 ± 51	193 ± 74
		$p \leqslant 0,001$	$p \leqslant 0,001$	$p \leqslant 0,02$
$\dot{Q}O_2$ (ml/min)	113 ± 39	107 ± 28	101 ± 37	91 ± 27
		N.S.	N.S.	N.S.

C_aO_2 zwangsläufig ab; die weiter angestiegene O_2-Extraktion weist aber auf die Verschlechterung der kardiorespiratorischen Verhältnisse hin (Tabelle 14).

Zusätzlich zum Gesamt-$\dot{Q}O_2$ wurde in der Gruppe II der myokardiale $\dot{Q}O_2$ bestimmt. Auf eine getrennte Betrachtung von LV- bzw. RV-$\dot{Q}O_2$ mußte verzichtet werden, da angesichts der unterschiedlichen Belastungen der beiden Ventrikel eine lokal unterschiedliche $AVDO_2$ zwar wahrscheinlich, jedoch aus technischen Gründen (bei der Entnahme von gemischt-koronarvenösem Blut) nicht nachweisbar war. Der Berechnung des $\dot{Q}O_2$ wurden die mit der MS-Methode erhaltenen RBF-Werte für das gesamte Myokard (einschließlich LA und RA) zugrundegelegt. Aufgrund der unter PEEP insgesamt niedrigeren Herzarbeit (LVW + RVW) war eine Abnahme des myokardialen $\dot{Q}O_2$ zu erwarten; dies wurde durch die Berechnungen bestätigt: der $\dot{Q}O_2$ sank von $11,3 \pm 2,0$ ml/100 g $\times$ min auf $9,5 \pm 2,2$ bei PEEP 10 ($p \leqslant 0,02$) bzw. $7,0 \pm 1,4$ bei PEEP 20 ($p \leqslant 0,005$); die Änderung erwies sich nach PEEP als voll reversibel ($11,6 \pm 0,9$ ml/100 g $\times$ min).

5. Laborchemische Parameter

Die Abnahme der Hb-Konzentration als Folge der Flüssigkeitszufuhr wurde bereits im vorangegangenen Abschnitt erwähnt; dem entsprach ein leichter Abfall des Hk von anfangs 45,4% auf 38,0% bei Versuchsende. Die Na^+-Konzentration im Serum blieb unverändert, die K^+-Konzentration stieg jedoch mäßiggradig an. Die gemischtvenöse wie koronarvenöse Laktatkonzentration stieg nahezu parallel über die gesamte Versuchsdauer an; mit Ausnahme der koronarvenösen Konzentration während PEEP 20 waren alle Differenzen auf dem 2–5%-Niveau statistisch signifikant (Tabelle 15).

6. Nierenfunktion

Die Beschreibung der in diesem Absatz angeführten Befunde erfolgt wie bei der Gruppe I mit der Einschränkung, daß die Elektrolyt- und Flüssigkeitszufuhr bei den Tieren nicht identisch war. Neben den unterschiedlichen Kreislaufverhältnissen trug dies zu dem uneinheitlichen Verhalten der Nierenfunktion bei PEEP bei. Das UZV zeigte zwar während PEEP 20 einen

Tabelle 15. Laborchemische Parameter in Gruppe II vor, während und nach PEEP-Beatmung

	PEEP 0	PEEP 10	PEEP 20	PEEP 0
Hk (%)	45,4 ± 4,7	41,1 ± 3,4	39,0 ± 4,1	38,0 ± 4,2
Na^+ i.S. (mmol/l)	146,4 ± 4,6	146,8 ± 4,1	146,7 ± 3,7	148,0 ± 4,3
K^+ i.S. (mmol/l)	3,72 ± 0,35	3,89 ± 0,43	4,59 ± 0,86	5,26 ± 0,86
Laktat i.S. (mmol/l) gemischtvenös	1,404 ± 1,171	1,930 ± 1,131 $p \leqslant 0,02$	2,498 ± 1,813 $p \leqslant 0,02$	3,021 ± 1,668 $p \leqslant 0,025$
Laktat i.S. (mmol/l) koronarvenös	1,061 ± 0,833	1,548 ± 0,995 $p \leqslant 0,05$	1,934 ± 1,768 N.S.	2,344 ± 1,293 $p \leqslant 0,05$

deutlichen Rückgang, signifikant war jedoch erst die noch stärkere Reduktion in der abschließenden PEEP-0-Phase. Die Na^+-Konzentration i.U. nahm kontinuierlich ab; auch dieser Verlauf war wegen einer ausgeprägten Streuung der Einzelwerte statistisch nicht zu sichern. Die K^+-Konzentration zeigte keine gerichteten Veränderungen. Schließlich ließ sich infolge der unterschiedlichen Tendenz auch keine signifikante Änderung des Na^+/K^+-Quotienten feststellen (Tabelle 16).

Tabelle 16. Nierenfunktion in Gruppe II vor, während und nach PEEP-Beatmung

	PEEP 0	PEEP 10	PEEP 20	PEEP 0
UZV (ml/h)	23 ± 18	22 (± 26)	13 (± 17)	6 ± 2
Na^+ i.U. (mmol/l)	65,7 (± 71,3)	42,9 ± 25,5	36,4 ± 23,4	34,4 ± 23,6
K^+ i.U. (mmol/l)	89,4 ± 55,2	107,6 ± 50,7	95,6 ± 29,6	75,8 ± 22,7
Na^+/K^+-Quotient	1,31(± 2,19)	0,48 ± 0,39 N.S.	0,48 ± 43 N.S.	0,51 ± 0,42 N.S.

7. Regionale Organdurchblutung

Auch bei den Tieren mit Lungenödem führte PEEP zu einer Umverteilung des reduzierten HZV. Im Gegensatz zur Gruppe I blieb aber während der gesamten Versuchsdauer nur der RV von einer Perfusionsminderung verschont. Alle anderen Organe zeigten schon unter PEEP 10 eine signifikante oder zumindest als Tendenz objektivierbare ($p \leqslant 0,10$) Verringerung des RBF. Lediglich für Skelettmuskulatur und Fettgewebe errechnete sich eine geringergradige Abnahme der Durchblutung. Während PEEP 20 waren aber auch diese beiden Gewebe von der Beeinträchtigung des RBF nicht mehr ausgespart. Dabei schloß jedoch eine Verminderung des RBF eine gleichzeitige Zunahme des Anteils am HZV nicht aus, wie dies z.B. am LV zu beobachten war. Überträgt man die genannten Befunde auf das Verteilungsmuster des HZV und seine Beeinflussung durch PEEP, so ergibt sich unter Berücksichtigung aller signifikanten ($p \leqslant 0,05$) oder als Tendenz zu wertenden ($p \leqslant 0,10$) Differenzen folgendes Bild: Während unter PEEP 10 nur eine Umverteilung zu Lasten von Magen, Milz und Schilddrüse nachweisbar war und alle anderen Organe keine signifikante Änderung ih-

Tabelle 17. RBF (ml/100 g × min) in Gruppe II vor, während und nach PEEP-Beatmung. Signifikanz: * p ≤ 0,05, ** p ≤ 0,01

	PEEP 0	PEEP 10	PEEP 20	PEEP 0
Herz, LA	42,9 ± 19,1	35,0 ± 7,6	25,5 ± 9,1	41,0 ± 25,6
Herz, RA	35,1 ± 12,5	36,4 ± 12,7	24,7 ± 7,9*	33,2 ± 14,0
Herz, LV	139,1 ± 49,6	106,6 ± 21,8*	76,0 ± 15,8**	154,2 ± 35,0
Herz, RV	54,6 ± 33,0	44,5 ± 16,4	41,2 ± 14,7	76,5 ± 22,8
Herz, Septum	130,0 ± 53,4	98,8 ± 22,8	70,3 ± 18,8**	142,9 ± 34,4
Gehirn, Rinde	44,3 ± 15,6	31,9 ± 7,2	31,1 ± 9,4*	89,9 ± 61,7
Gehirn, Mark	26,8 ± 5,5	21,5 ± 3,1	18,1 ± 4,1**	31,5 ± 11,0
Gehirn, Nucleus caudatus	68,8 ± 20,7	52,3 ± 15,6	42,7 ± 14,0**	107,5 ± 48,7
Gehirn, Hirnstamm	34,8 ± 10,8	24,5 ± 7,3	23,6 ± 5,0*	85,4 ± 65,7
Gehirn, Kleinhirn	47,5 ± 19,9	33,5 ± 8,7	30,6 ± 6,2*	93,5 ± 56,8
Schilddrüse	46,1 ± (53,0)	26,8 ± 6,8*	8,1 ± (8,5)*	24,0 ± 18,5
Magen	18,4 ± 15,8	9,6 ± 3,1*	9,2 ± 3,6*	16,7 ± 4,0
Dünndarm	47,3 ± 32,4	37,6 ± 24,3	27,8 ± 11,9*	42,3 ± 14,0
Dickdarm	62,3 ± 30,1	49,0 ± 29,6**	33,2 ± 16,7**	38,6 ± 16,1
Leber	18,5 ± (20,0)	14,3 ± (22,2)	9,6 ± (9,9)	14,8 ± 6,0
Pankreas	17,6 ± 9,1	12,6 ± 6,9*	7,6 ± 4,4**	14,5 ± 6,0
Milz	109,0 ± 48,7	60,1 ± 28,5**	26,1 ± (27,0)**	33,0 ± 24,9**
Nierenrinde	452,3 ± 103,8	306,5 ± 117,1**	203,1 ± 145,1**	119,2 ± 72,0**
Skelettmuskulatur	2,6 ± 1,1	2,4 ± 0,8	1,5 ± 1,1*	3,0 ± 1,2
Fettgewebe	3,3 ± 2,4	4,1 ± 3,5	2,3 ± 2,3*	2,6 ± 1,9

res Anteils am HZV erkennen ließen, zeichnete sich unter PEEP 20 eine stärker akzentuierte Umverteilung ab: LV, RV, Dünndarm und — im Gegensatz zu PEEP 10 — Magen wurden bevorzugt perfundiert; Leber, Pankreas, Dickdarm, Niere und Nebenniere erfuhren keine wesentliche Änderung ihres Anteils am HZV; dagegen erhielten Hirn, Schilddrüse und Milz eine niedrigere Fraktion des HZV als unter Kontrollbedingungen (Tabelle 17, Abb. 13 a und b).

Die überproportionale Verringerung der Hirndurchblutung steht in einem auffälligen Gegensatz zu den Beobachtungen bei der Gruppe I. Da bekannt ist, daß der paO_2 und der $paCO_2$ die Hirndurchblutung wesentlich beeinflussen, wurde die Korrelation für die jeweils beste Regression zwischen diesen Parametern ermittelt und mit der Korrelation Hirndurchblutung/HZV verglichen. Aus den jeweils 34 Wertepaaren ergaben sich folgende Regressionsgleichungen und Korrelationskoeffizienten für die Beziehung zwischen der unabhängigen Variablen paO_2 bzw. $paCO_2$ bzw. HZV und der abhängigen Variablen CBF:

1. $x = paO_2$ (mmHg)   Regression als Potenzfunktion $y = ax^b$
   $y = CBF$ (ml/min) $y = 350\,x^{-0,54}$
   $$r = -0,66686 \qquad\qquad p \leq 0,001$$

2. $x = paCO_2$ (mmHg)   Regression als Exponentialfunktion $y = ae^{bx}$
   $y = CBF$ (ml/min) $y = 8,92\,e^{0,0293\,x}$
   $$r = +0,66267 \qquad\qquad p \leq 0,001$$

3. $x = HZV$ (l/min)   Regression als Exponentialfunktion $y = ae^{bx}$
   $y = CBF$ (ml/min) $y = 19,5\,e^{0,2559\,x}$
   $$r = +0,38302 \qquad\qquad p \leq 0,05$$

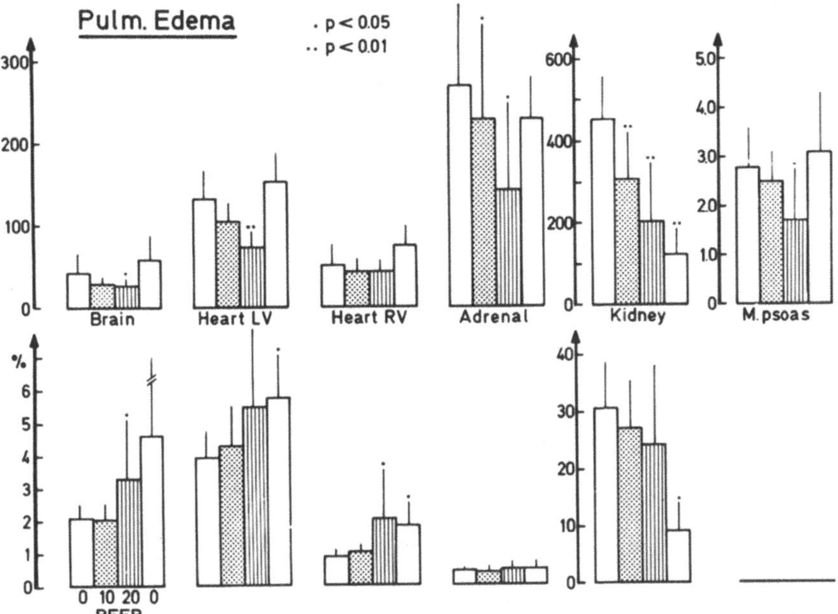

Abb. 13a. Regionale Organdurchblutung (RBF) von Gehirn, Herz, Nebenniere, Niere und Skelettmuskulatur (M. psoas) bei Tieren mit Lungenödem. Die verschieden markierten Säulen geben im oberen Teil der Abbildung den absoluten RBF während der einzelnen Phasen des Versuchs wieder (Beatmung mit PEEP $0 - 10 - 20 - 0$ cm H_2O), in der unteren Hälfte den Anteil der betreffenden Organe am HZV. Bei unverändertem (rechter Ventrikel) oder leicht abnehmendem RBF (Gehirn, linker Ventrikel) erhöht sich der Anteil dieser Organe am HZV. Die Perfusion der Nebenniere nimmt proprotional zum HZV ab, diejenige der Niere überproportional. Signifikanz: * $p \leqslant 0,05$; ** $p \leqslant 0,01$

Diese Analyse bestätigt die hochsignifikante Korrelation zwischen paO_2 und CBF sowie $paCO_2$ und CBF, während für die Beziehungen zwischen HZV und CBF eine deutlich niedrigere, jedoch noch signifikante Korrelation gefunden wurde.

Die Untersuchung der Perfusionsverhältnisse *innerhalb* einzelner Organe bestätigte im wesentlichen die Ergebnisse aus der ersten Versuchsserie. So beeinflußte PEEP die innerhalb des Gehirns beobachteten Durchblutungsgradienten nicht, nach Übergehen auf IPPB kam es jedoch zu einem überproportionalen Anstieg von Rinden- und Kleinhirndurchblutung gegenüber den RBF-Werten für Mark, Nucleus caudatus und Hirnstamm.

Die sog. Endo/Epi-Ratio des LV betrug unter Kontrollbedingungen $1,25 \pm 0,14$; unter PEEP 10 sank sie auf $1,17 \pm 0,08$ (p $\leqslant 0,10$) und unter PEEP 20 auf $1,07 \pm 0,10$ (p $\leqslant 0,02$); in der abschließenden PEEP-0-Phase betrug sie $1,09 \pm 0,11$ und unterschied sich nicht signifikant vom Kontrollwert. In diesem Zusammenhang muß wieder darauf hingewiesen werden, daß die Verwendung von 15-μm-MS nach den Ergebnissen von Buckberg [18] eine Überschätzung der subendokardialen Durchblutung in einer Größenordnung von 15% mit sich bringt. Bei entsprechender Korrektur ergeben sich die Werte 1,06 (PEEP 0), 0,99 (PEEP 10), 0,91 (PEEP 20) und schließlich 0,93 (PEEP 0).

Am Magen zeigten sich unter IPPB wieder die vom Fundus zum Antrum ansteigenden RBF-Werte, die sich jedoch während PEEP bei stärkerer Reduktion der Antrumdurchblutung weitgehend anglichen. Die über die ganze Länge des Dünndarms — im Gegensatz zur Gruppe I

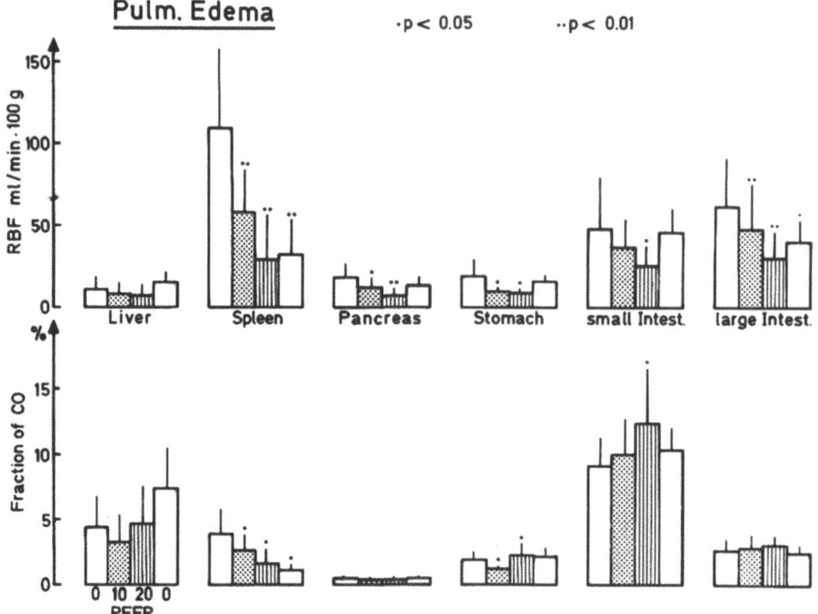

Abb. 13b. Regionale Organdurchblutung im Splanchnikusbereich bei Tieren mit Lungenödem vor, während und nach PEEP-Beatmung. Der absolute RBF aller Organe nimmt, größtenteils signifikant, ab. Diese Verringerung ist für Leber, Pankreas und Dickdarm proportional zum HZV, für die Milz findet sich eine überproportionale Abnahme. Der Anteil des Dünndarms am HZV steigt dagegen an. Für den Magen fällt die HZV-Fraktion zunächst ab, steigt aber unter PEEP 20 über den Kontrollwert an; diese scheinbar widersprüchlichen Änderungen stellen offenbar die Folge einer schon vor PEEP hochgradigen und bei PEEP 10 maximalen Vasokonstriktion dar, die eine weitere Steigerung des regionalen Gefäßwiderstandes nicht zuläßt. Der bei PEEP 20 nahezu unveränderte RBF entspricht bei weiter abfallendem HZV einem Anstieg der HZV-Fraktion. Die Änderungen des Leber-RBF sind wegen ausgeprägter Streuung der Mittelwerte nicht signifikant. Signifikanz: * p ⩽ 0,05; ** p ⩽ 0,01

— sehr gleichmäßige Durchblutung mit nahezu identischen RBF-Werten in proximalen und distalen Abschnitten blieb unter PEEP erhalten. Auch die Homogenität der Dickdarmdurchblutung wurde unter PEEP trotz der Änderung der absoluten Werte nicht beeinflußt. Die extremen Ungleichheiten der Perfusion der einzelnen Leberlappen, die sich auch in den hohen Standardabweichungen der Mittelwerte der gesamten Gruppe niederschlagen, ließen weder unter dem Gesichtspunkt der Anatomie noch hinsichtlich des Versuchsablaufs eine gerichtete Veränderung erkennen.

8. Gewebe-pO_2

Das pO_2-Histogramm der Leber (Abb. 14a), wie in Gruppe I auf der Grundlage der Meßwerte aus allen Versuchen ermittelt, entsprach bei noch intakter Lunge der normalen linksschiefen Form. Die Induktion des Lungenödems bewirkte eine signifikante Zunahme der Werte von 0–5 mmHg ($\chi^2 = 39,95$; p ⩽ 0,01) und eine deutliche Abnahme des arithmetischen Mittelwertes. Unter PEEP 10 verbesserte sich die lokale O_2-Versorgung, erkennbar an einer leichten Reduktion hypoxischer Werte und einer grenzwertigen Zunahme des Mittelwertes. Die bei gesunder Lunge beobachteten Verhältnisse wurden aber nicht wieder erreicht.

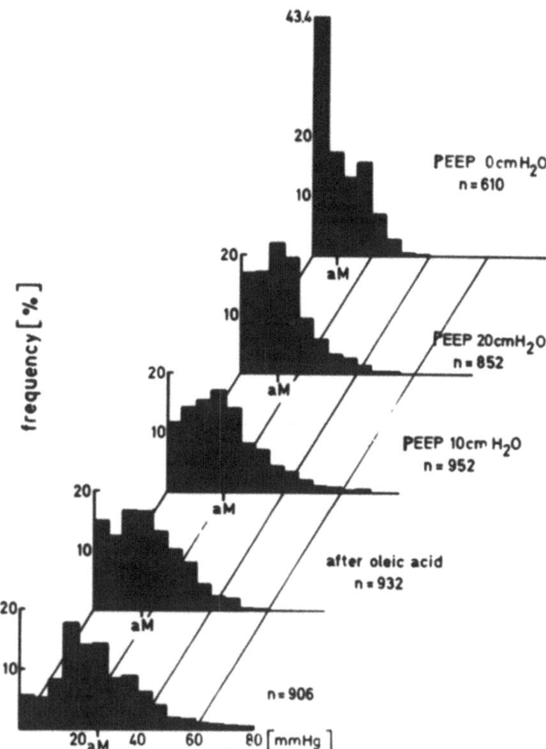

Abb. 14a. Gewebe-pO_2 der Leber bei Tieren mit Lungenödem vor, während und nach PEEP-Beatmung. Darstellung der Meßwerte wie in Abb. 9a. Nach Ölsäureinjektion zeigt das Histogramm eine deutliche Verschlechterung der peripheren Sauerstoffversorgung an, die durch PEEP 10 nur unvollständig korrigiert wird. Bei PEEP 20 ist eine erneute Linksverschiebung des Histogramms und eine Zunahme potentiell hypoxischer Werte zu beobachten. Die plötzliche Wegnahme von PEEP resultiert in einer weiteren, extremen Verschiebung des Histogramms. aM = arithmetisches Mittel

PEEP 20 führte zu einer erneuten Linksverschiebung des Histogramms mit einer deutlich, gegenüber PEEP 10 signifikant ($p < 0{,}01$) steigenden Anzahl hypoxischer Werte. Eine weitere extreme Verschlechterung der peripheren O_2-Versorgung war allerdings *nach* PEEP zu beobachten; das Maximum des Histogramms lag während dieser Phase in der niedrigsten Klasse, der Mittelwert fiel weiter ab.

Das Muskelhistogramm (Abb. 14b) zeigte sowohl nach der Entwicklung des Lungenödems als auch während und nach PEEP-Beatmung sehr ähnliche Änderungen wie das Leberhistogramm; die ungünstigste Form mit dem Maximum in der niedrigsten Klasse resultierte aber schon unter PEEP 20. Die einzelnen Histogramme waren jedoch weniger homogen; die Verschiebungen des Mittelwertes waren daher nicht so deutlich und statistisch nicht zu sichern.

9. Verhalten kardiorespiratorischer Parameter bei Lungenödem ohne PEEP-Beatmung

Die Diskrepanz der unter IPPB in der Phase II bzw. Phase V registrierten pO_2-Histogramme sowie einige Lungenfunktionsparameter deuteten die schon erwähnte Möglichkeit an, daß

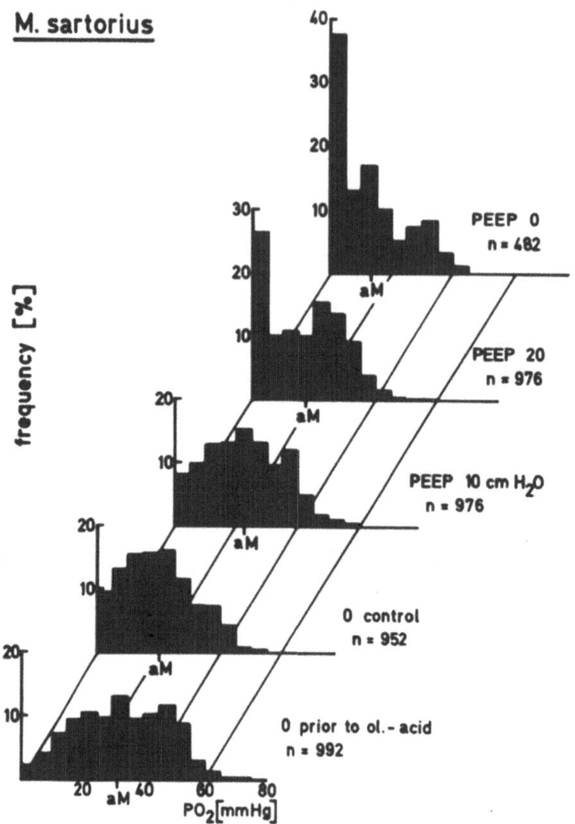

Abb. 14b. Gewebe-pO$_2$ der Skelettmuskulatur (M. sartorius) bei Tieren mit Lungenödem vor, während und nach PEEP-Beatmung. Die Änderungen des pO$_2$-Histogramms entsprechen den Befunden an der Leber (Abb.·14a): Die lungenödembedingte Linksverschiebung wird durch PEEP 10 teilweise korrigiert; PEEP 20 führt wieder zu einer Verschlechterung des lokalen pO$_2$. Nach PEEP steigt die Zahl der Werte in der niedrigsten Klasse (0–5 mmHg) noch weiter an

während des Versuchsablaufs eine fortschreitende Schädigung des Lungenparenchyms stattfand. Der hierzu durchgeführte orientierende Versuch ergab folgendes Bild: Bei einer dem übrigen Kollektiv entsprechenden Volumenzufuhr bewegten sich die Veränderungen der Gesamthämodynamik während der gesamten Versuchsdauer in relativ engen Grenzen; insbesondere blieben HZV und MAP stabil. Der PVR änderte sich nach initialem Anstieg infolge derEntwicklung des Lungenödems wenig. Das Verteilungsmuster des HZV, in der Kontrollphase nahezu identisch mit dem der Gruppe II, zeigte allerdings eine zunehmende Umverteilung zugunsten von Gehirn, Herz und Splanchnikusgebiet, während die Nierendurchblutung erheblich reduziert wurde.

Die Lungenfunktion unterlag einer zunächst nur angedeuteten, bei Versuchsende aber ausgeprägten Verschlechterung. Der schließlich auf 63% ansteigende $\dot{Q}_S/\dot{Q}_T$ war von einer deutlichen arteriellen Hypoxie mit einem paO$_2$ zwischen 56 und 35 mmHg begleitet. Der $\dot{V}O_2$ fiel erst gegen Versuchsende erheblich ab; dies kommt auch in Abb. 15 zum Ausdruck. Soweit der Mittelwert der registrierten Gewebe-pO$_2$-Werte (Leber) eine Aussage zuläßt, trat

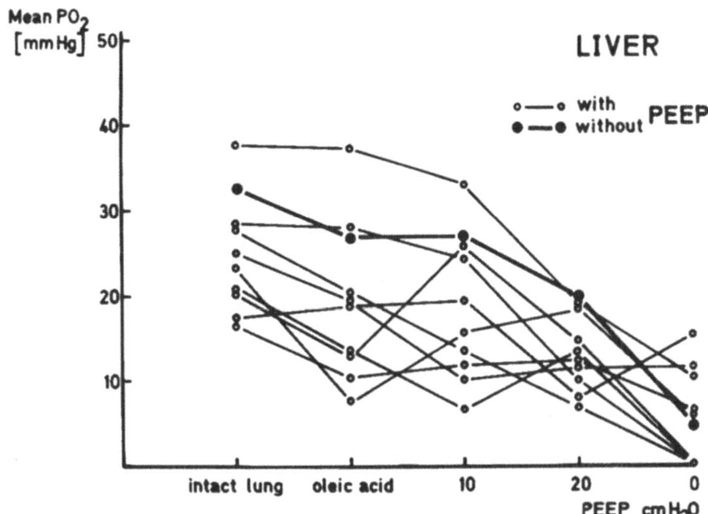

Abb. 15. Änderungen des Gewebe-pO$_2$ der Leber bei Tieren mit Lungenödem vor, während und nach
PEEP-Beatmung, dargestellt anhand der arithmetischen Mittelwerte von je ca. 100 Einzelwerten, die pro
Versuch in jeder Phase registriert wurden. Zwischen den mit PEEP behandelten Tieren (o——o) und
einem ohne PEEP beatmeten Kontrolltier (●——●) andererseits zeigt sich während des ganzen Ver-
suchsablaufes kein wesentlicher Unterschied (s. auch Text)

erst nach etwa 3 h — entsprechend den Phasen IV und V des Protokolls — eine erhebliche
Verschlechterung ein. Der Verlauf ohne PEEP gleicht damit weitgehend demjenigen, der bei
den mit PEEP behandelten Tieren zu beobachten war. Der Versuch stützt somit die Annahme, daß die Ölsäure-induzierten Läsionen des Lungenparenchyms auch nach einem Zeitraum
von rund 1 h noch fortschreiten.

10. Zusammenfassung der Ergebnisse aus Gruppe II

Bei Tieren mit Ölsäure-induziertem Lungenödem führte die Beatmung mit PEEP 10
(cm H$_2$O) und PEEP 20 (cm H$_2$O) gegenüber IPPB zu folgenden Änderungen der Lungenfunktion und der Herz-Kreislauf-Funktion:

a) Lungenfunktion

PEEP 10 normalisierte die durch Ölsäure-Applikation beeinträchtigte Atemmechanik,
PEEP 20 bedingte wieder eine Abnahme der Compliance. PEEP reduzierte den intrapulmonalen Shunt signifikant und verbesserte dadurch die arterielle Oxygenierung erheblich.

b) Hämodynamik

Trotz Volumensubstitution sanken die transmuralen Vorhofdrucke und damit die Ventrikelfüllungsdrucke ab. Das HZV nahm signifikant um 25% (PEEP 10) bzw. 48% (PEEP 20) ab;
der arterielle Mitteldruck fiel dabei geringfügig ab. Der pulmonale Gefäßwiderstand zeigte
einen signifikanten Anstieg um 53% bzw. 225%. Die Arbeit des LV wurde erheblich, die des
RV nur geringfügig reduziert.

c) O_2-Transport und O_2-Verbrauch

PEEP resultierte in einer signifikanten Verringerung des O_2-Transports, die jedoch hinsichtlich des O_2-Verbrauchs durch eine Erhöhung der O_2-Extraktion ausgeglichen wurde. Andererseits war eine progrediente metabolische Azidose als Zeichen einer zumindest regionalen Hypoxie nachweisbar.

d) Regionale Organdurchblutung (RBF)

Mit Ausnahme des RV waren alle Organe von einer Verminderung des RBF betroffen, wobei diese Änderung für das Gehirn eine physiologische Reaktion auf eine Normalisierung der arteriellen Blutgase, für den LV dagegen eine Anpassung an die reduzierte Herzarbeit darstellt. Auch die Perfusion des Dünndarms wurde verhältnismäßig wenig beeinträchtigt. Alle anderen Organe erfuhren eine — während PEEP 20 ausnahmslos signifikante — Verringerung des RBF, die dem Rückgang des HZV entsprach oder darüber hinausging.

e) Gewebe-pO_2

PEEP 10 verbesserte den Gewebe-pO_2 von Leber und Skelettmuskulatur geringfügig, während PEEP 20 eine erhebliche Verschlechterung zur Folge hatte. Nach PEEP 20 war als Folge des massiv wieder einsetzenden Lungenödems eine weitere Verschlechterung des lokalen pO_2 zu beobachten.

f) Reversibilität

Die Änderungen der Hämodynamik und des RBF waren nach PEEP weitgehend reversibel.

D. Diskussion

I. Methodik

1. Anästhesie

Bereits eingangs wurde darauf hingewiesen, daß die Pentobarbitalnarkose sich in Vorversuchen unter verschiedenen Anästhesieverfahren als das beste Verfahren hinsichtlich Steuerbarkeit einerseits und kardialer Nebenwirkungen (Herzrhythmusstörungen) andererseits herausstellte. Die Angaben über eine unmittelbare Beeinträchtigung der Myokardfunktion sind widersprüchlich; es wird sowohl über eine unverminderte als auch eine verminderte Kontraktilität berichtet (Übersicht bei [64, 113]). Die Angaben beziehen sich überwiegend auf reine Barbituratnarkosen, während das von uns gewählte Verfahren die Kombination des relativ niedrig dosierten Pentobarbitals (2—4 mg/kg × h) mit einem Inhalationsanalgetikum (N_2O) und einem Muskelrelaxans darstellte. Die in unseren Versuchen gemessenen Ausgangswerte für HZV, MAP usw. sprechen dafür, daß mit Ausnahme der Tachykardie keine gravierenden kardialen Nebenwirkungen der Narkose bestanden. — Daneben spielte bei der Wahl des Narkoseverfahrens eine Rolle, daß die meisten relevanten Untersuchungen an pentobarbitalnarkotisierten Hunden vorgenommen wurden. Schließlich schien eine Verwendung reiner Inhalationsnarkotika wie Halothan oder Enfluran wegen der möglichen toxischen Wirkungen auf das Alveolarepithel nicht zweckmäßig (Übersicht bei [116], S. 83).

2. Meßtechnik

a) MS-Methode

Die *MS-Methode* kann heute als das Verfahren der Wahl zur Messung des RBF im Gesamtorganismus angesehen werden. Durch die Verwendung nichtlöslicher, inerter Partikel mit definierter Mindestgröße kann eine Rezirkulation als Fehlerquelle ausgeschlossen werden. Die absolut synchrone Messung des HZV und der Organperfusion im Bereich des gesamten Systemkreislaufes ermöglicht detaillierte Aussagen über das Verteilungsmuster des HZV unter definierten Versuchsbedingungen; dieser Aspekt und das hohe Auflösungsvermögen stellen einen wesentlichen Vorzug gegenüber anderen Techniken dar. Daneben sind Rückschlüsse auf das Verhältnis von nutritiver zu nichtnutritiver (Shunt-)Durchblutung im Bereich einzelner Organe oder des ganzen Systemkreislaufes möglich. Insgesamt ergibt sich ein sehr günstiges Verhältnis von experimentellem Aufwand (Vorbereitungen, Auswertung; geringe Invasivität) und erhaltener Information.

Die Anwendung der Methode und die Interpretation der Ergebnisse setzt aber voraus, daß auch die Grenzen des Verfahrens berücksichtigt werden [5, 20, 76, 140].

Neben den schon genannten Fehlerquellen ist vor allem an die Beeinflussung der gemessenen Größe durch das Meßverfahren selbst zu denken. Bei der MS-Methode besteht die Möglichkeit, daß die Injektion einer großen Zahl von Partikeln in den Systemkreislauf zu einer für Gesamthämodynamik oder Organfunktion relevanten Obstruktion des Kapillarbettes führt, die natürlich auch von der Größe der MS abhängt. So kann schon eine relativ kleine Zahl von 50-μm-MS neurologische Symptome am wachen Tier hervorrufen, während entsprechende Mitteilungen über die Anwendung von 15-μm-MS nicht vorliegen [179]. Die ohne derartige Nebenwirkungen tolerierte Höchstdosis scheint bei einzelnen Spezies verschieden zu sein [183, 206]. Bezüglich des Versuches am narkotisierten Hund wurden bisher keine Nebenwirkungen bei der Anwendung von 15-μm-MS beschrieben. In unseren eigenen Experimenten war in Einzelfällen unmittelbar nach Ende der Injektion ein leichter Blutdruckabfall und ein geringfügiger Anstieg des PLA und PAP für 2–3 min zu beobachten; wir werteten dies als eine kurzdauernde reversible Beeinträchtigung der linksventrikulären Myokardfunktion, wie sie auch in vereinzelten ventrikulären Extrasystolen zum Ausdruck kam. Eine weitere Nebenwirkung stellte das einige Minuten anhaltende Absinken des kontinuierlich registrierten Leber-pO$_2$ dar (Abb. 16a). Beide Reaktionen zeigten sich aber erst als *Folge* der embolisierten MS, haben also den Vorgang der Verteilung des Indikators mit Sicherheit nicht beeinflußt. Unsere Erfahrungen lassen daher den Schluß zu, daß der Hund eine einfache Dosis von 1–1,5 × 10^5 15-μm-MS/kg bzw. eine Gesamtdosis von 4–6 × 10^5 15-μm-MS/kg ohne wesentliche Nebenwirkungen toleriert.

Als Einschränkung der Aussagekraft der MS-Methode erscheint zunächst die Tatsache, daß nicht die Gesamtdurchblutung eines Organs erfaßt wird. Die Verwendung von 15-μm-MS gewährleistet jedoch unter praktischen Gesichtspunkten ein Höchstmaß an Genauigkeit für die Messung der kapillaren, d.h. nutritiven und damit für die Organfunktion relevanten Durchblutung; insofern ist sie der elektromagnetischen Flußmessung überlegen. Darüber hinaus bietet sie die Möglichkeit, die AVA-Shuntdurchblutung regional oder global zu quantifizieren, wenn eine venöse Referenzprobe im Bereich eines bestimmten Organs oder im rechten Herzen bzw. in der A. pulmonalis entnommen wird. Bei den von anderen Autoren [27, 32–35, 126, 197, 212] wie von uns festgestellten extremen individuellen, regionalen und auch zeitlichen Unterschieden in der Höhe des AVA-Shunts kommt diesem Punkt nicht nur für die Höhe der Gesamtdurchblutung eines Organs, sondern auch unter dem Aspekt der Rezirkulation eine große Bedeutung zu.

Unsere beiden hierzu vorgenommenen Versuche zeigen, daß auch unter unseren Versuchsbedingungen der regionale AVA-Shunt sich in den von anderen Autoren angegebenen Bereichen bewegte; allerdings muß in diesem Zusammenhang festgestellt werden, daß sich in der umfangreichen Literatur über die MS-Methode hierzu nur sehr wenige präzise Angaben finden. Am *Herzen* wurden AVA-Shunts zwischen 0,1 und 3,8% gemessen [18, 20, 37, 209]; die eigenen Werte betrugen 0,1–3,4%. Für das präportale *Splanchnikusgebiet* wurden Werte bis 3% [32], am Magen bis 5,2% gefunden [4, 137a]. In den eigenen Versuchen betrug der berechnete Shunt im Pfortaderblut maximal 1,5% der Aktivität des gesamten präportalen Flusses. Auch für die arterielle Durchblutung der Leber ließ sich von anderen Autoren kein nennenswerter Shunt nachweisen [63, 145]; die eigenen Messungen ergaben 0,5–1,1%. Auch die Niere enthält offenbar nur äußerst wenige AV-Anastomosen [5, 138, 145]; für den juxtamedullären Rindenbereich kann dies auch aufgrund der eigenen Ergebnisse, die nur eine geringe Zahl von MS in dem gefäßarchitektonisch nachgeschalteten Mark nachwiesen, festgestellt werden.

Am *Gehirn* beobachtete lediglich ein Untersucher bei semiquantitativer Messung Hinweise auf einen nennenswerten Shunt [159], während andere Autoren sehr niedrige Werte feststellten [135, 149]. Extrem hohe Shuntwerte finden sich dagegen im Bereich der *Extremitäten*, wobei eine Kurzschlußperfusion bis zu 88% gemessen wurde [35, 99, 126, 191]; die

AVA sind nach diesen Untersuchungen in erster Linie in der Haut und in der Pfote [99, 191], aber auch in der Oberschenkelmuskulatur [145] des Hundes lokalisiert. Eine weitere Quelle der Kurzschlußperfusion stellt die Zunge dar [145].

Hieraus ergibt sich, daß insgesamt ein erheblicher Anteil an 15-μm-MS das Kapillarnetz des Systemkreislaufs passieren kann; das Ausmaß der Rezirkulation des Indikators hängt dann bei normalen anatomischen Verhältnissen allein von den Filtereigenschaften der Lunge ab. Mehrere Untersuchungen haben übereinstimmend gezeigt, daß die Lunge nahezu 100% der pulmonalarteriell zugeführten 15-μm-MS extrahiert [76, 163, 183, 212].

Die Genauigkeit der absoluten Flußwerte, die mit der MS-Methode erhalten werden, ist durch zahlreiche Studien belegt (Übersicht bei [76]). Somit sind präzise Aussagen über die absolute Höhe des RBF ebenso möglich wie über das Verteilungsmuster des HZV. Für unsere eigene Versuchsanordnung wurde dies durch die nahe bei 1 liegende Regression (1,03) und eine enge Korrelation (r = 0,91) für simultane HZV-Messungen mit der Thermodilutions- bzw. der MS-Methode bestätigt.

b) Messung des Gewebe-pO$_2$ mit der Platinmehrdrahtelektrode

Maßstab für jede Therapie, die auf die Korrektur von Störungen der Herz-Kreislauf- oder der Lungenfunktion ausgerichtet ist, muß die ausreichende O$_2$-Versorgung der Zelle sein. Über diese Funktion des kardiorespiratorischen Systems entscheidet aber neben der globalen und regionalen Hämodynamik auch der Zustand der Mikrozirkulation. Für diese, jenseits des Auflösungsvermögens der MS-Methode liegende Fragestellung hat sich die Gewebe-pO$_2$-Messung mittels der Platinmehrdrahtelektrode nach Kessler et al. [105] und Lübbers [130] bewährt. Die kontinuierliche Messung bei unveränderter Elektrodenlage, im Falle der Platinmehrdrahtelektrode also an 8 benachbarten Punkten, gibt auch über kurzdauernde Änderungen des lokalen pO$_2$ und über die Dauer einer Reaktion Auskunft. Dies kann für den Nachweis von Störungen der Mikrozirkulation, die mit anderen Mitteln nicht zu erfassen sind, von Bedeutung sein [105, 121, 130]. Wir wandten diese Art der Registrierung orientierend während der Injektion von MS, beim Übergehen von IPPB auf PEEP-Beatmung sowie bei der Applikation von 100% O$_2$ an (Abb. 16a und 16b).

Weitergehende Informationen über das Verhalten der Mikrozirkulation und die O$_2$-Versorgung des Gewebes unter bestimmten Kreislaufbedingungen vermittelt die Darstellung zahlreicher Meßwerte in Form eines Histogramms. Für die meisten untersuchten Organe und Gewebe gilt, daß die linksschiefe, glockenförmige Verteilungskurve mit einem Maximum bei 20—30 mmHg und nur wenigen Werten über 80 mmHg dem Regelfall entspricht; der Anteil von Werten im Bereich $\leq$ 10 mmHg ist dagegen unterschiedlich [104, S. 223; 105].

Es gilt heute als gesichert, daß der Gewebe-pO$_2$, wie er durch Lage und Form des Histogramms wiedergegeben wird, in einem weiten Bereich von O$_2$-Angebot und O$_2$-Bedarf durch Regulationen auf der Ebene der Mikrozirkulation konstantgehalten wird; als Mechanismen werden Tonusänderungen der glatten Muskulatur von Arteriolen und Venolen, Durchmesseränderungen der Kapillaren (über Volumenänderungen von Endothel- und Parenchymzellen) sowie rheologische Faktoren diskutiert [105, 121, 130].

Die lokale pO$_2$-Messung kann somit als ein deskriptives Verfahren zur Messung der O$_2$-Versorgung des Gewebes charakterisiert werden, dessen Auflösungsvermögen dasjenige anderer Methoden zur Quantifizierung des O$_2$-Angebots weit übertrifft. Die Frage, ob eine beobachtete Abweichung von der Norm primär auf ein Fehlverhalten der Mikrozirkulation zurückzuführen ist oder aber eine Folge anderweitiger Störungen darstellt, kann nur unter

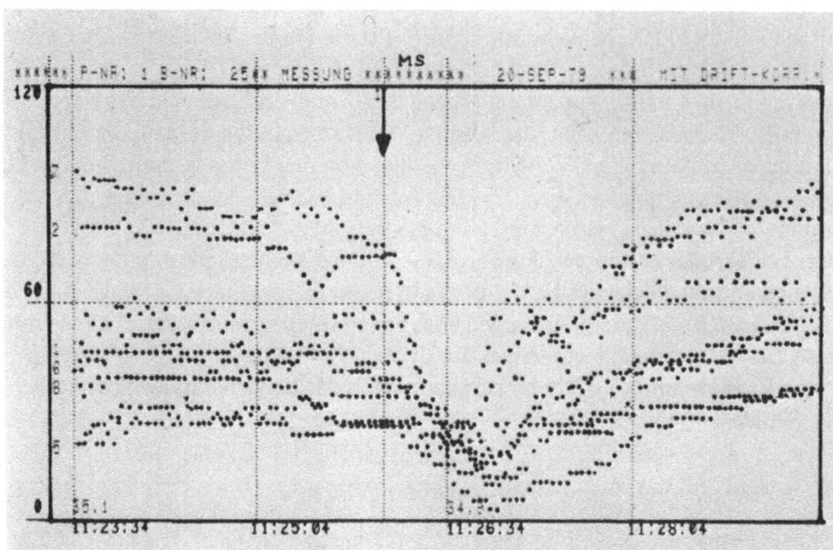

Abb. 16a. Fortlaufende pO_2-Registrierung an der Leber eines Tieres mit gesunder Lunge bei Injektion von ca. 2×10^6 15-μm-Microspheres ($\downarrow$). Die mit den 8 Drähten der pO_2-Elektrode in 2-s-Abständen gemessenen Werte zeigen unmittelbar nach der Injektion einheitlich einen Abfall des pO_2, der jedoch innerhalb von 3 min vollständig reversibel ist (s. Zeitschreibung am unteren Rand). Die Reaktion war nur in wenigen Fällen so ausgeprägt wie in diesem Beispiel

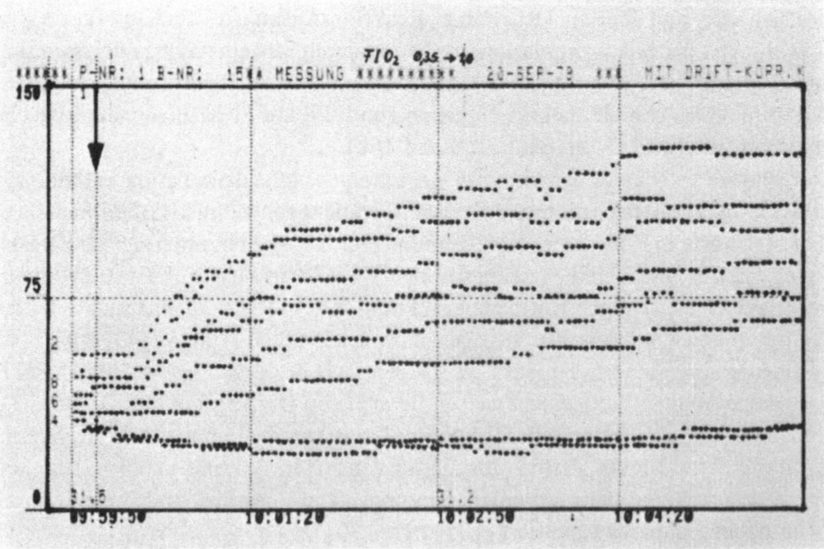

Abb. 16b. Fortlaufende pO_2-Registrierung an der Leber eines Tieres mit gesunder Lunge beim Übergehen von Beatmung mit 35% auf 100% O_2. Die Beatmung mit 100% O_2 führt innerhalb kurzer Zeit zu einer breiten Streuung der Einzelwerte, abhängig von der Position des einzelnen Platindrahtes der Elektrode innerhalb des Versorgungsbereiches einer Kapillare

Berücksichtigung des Funktionszustandes des gesamten kardiorespiratorischen Systems beantwortet werden.

3. Das Ölsäure-induzierte Lungenödem als Modell der ARI

Eine Studie über die Herz-Kreislauf-Funktion bei künstlicher Beatmung erfordert, entsprechend der klinischen Situation, auch die Durchführung von Versuchen unter den Bedingungen der ARI: Zum einen geben nur solche Untersuchungen eine relevante Auskunft über den quantitativen Einfluß negativer hämodynamischer Folgen einerseits und der verbesserten arteriellen Oxygenierung andererseits auf O_2-Transport und O_2-Verbrauch. Zum anderen trägt ein experimentelles Modell der ARI der Tatsache Rechnung, daß die Beeinflussung der Herztätigkeit durch einen erhöhten intrapulmonalen Druck in erster Linie als mechanisches Problem zu betrachten ist und die mechanischen Eigenschaften der Lunge wiederum starken Schwankungen unterliegen können. So führt die Flüssigkeitseinlagerung bei der ARI oder beim kardiogenen Lungenödem zu einer Verminderung der Compliance („stiff lung"), die bei der Zunahme des transpulmonalen Druckgradienten (Atemwegsdruck minus Pleuradruck) eine Abschwächung der Wirkung hoher Atemwegsdrucke auf die intrathorakalen Abschnitte des Herz-Kreislauf-Systems erwarten läßt.

Die Ansammlung von Flüssigkeit im Lungenparenchym kann zwei verschiedene Ursachen haben: Sie kann durch einen erhöhten Kapillardruck bedingt sein, der auch bei intakter Kapillarwand über einen erhöhten Filtrationsdruck zu einem vermehrten Flüssigkeitsaustritt in das Interstitium und schließlich in die Alveole führt (high pressure edema). Eine zusätzliche den Kollaps von Alveolen fördernde Rolle spielt dabei die Verdünnung des Antiatelektasefaktors durch die Ödemflüssigkeit [87, 190, 193]. Die gleiche Folge kann eintreten, wenn der intravaskuläre Druck im Normbereich liegt, die Kapillarwand aber eine gesteigerte Durchlässigkeit für Flüssigkeit, Proteinmoleküle und zelluläre Bestandteile des Blutes aufweist (high permeability edema) [54, 87, 168, 193, 194].

Beide Mechanismen münden demnach, ungeachtet der auslösenden Ursache und einer unterschiedlichen Zusammensetzung der Ödemflüssigkeit, unter drei wesentlichen Aspekten in eine gleichartige Störung der Lungenfunktion ein: Der Gasaustausch wird beeinträchtigt oder aufgehoben, das Lungengewebe verliert seine Elastizität und der pulmonale Gefäßwiderstand steigt an, da aufgrund des interstitiellen Ödems der transmurale Druck in den Lungenkapillaren und somit auch der Kapillardurchmesser abnimmt. Das toxisch bedingte, auf einer gesteigerten Kapillarwandpermeabilität beruhende Ödem kann daher als adäquates Modell für jede Form des Lungenödems gelten. Unter der Vielzahl experimentell anwendbarer Noxen [11, 54, 57, 136, 144] wird heute die Ölsäure weitgehend bevorzugt [31, 66, 70, 99, 174, 208, 210]. Es wird postuliert, daß der Wirkungsmechanismus der i.v. injizierten Ölsäure mit dem der Fettembolie identisch ist [149].

Wie die Tabelle 10 zeigt, beeinflußte die Ölsäureinjektion in der Gruppe II unserer Serie alle erfaßten kardiorespiratorischen Parameter in der Richtung, wie sie auch bei der Entwicklung einer ARI unter klinischen Bedingungen zu beobachten ist.

II. Ergebnisse

1. Versuche an Tieren mit gesunder Lunge (Gruppe I)

a) Lungenfunktion

Der Gasaustausch zwischen Luft und Blut als wesentliche Funktion der Lunge setzt ein ausgewogenes alveoläres Ventilations-/Perfusionsverhältnis ($\dot{V}_A/\dot{Q}$) voraus [216, 217]. Jede Änderung des $\dot{V}_A/\dot{Q}$ mit einer Steigerung der Ventilation ist gleichbedeutend mit einer Tendenz zur Totraumventilation; eine Verschiebung mit einer Minderung der Ventilation bedeutet eine Kurzschlußperfusion i.S. eines intrapulmonalen Shunts. Beide Abweichungen sind auch unter physiologischen Bedingungen in bestimmten Grenzen zu beobachten, da infolge der Schwerkraft apikale Lungenabschnitte — bei annähernd gleicher Ventilation — nicht so gut perfundiert werden wie basale Partien [216, 217].

Die von uns bei Tieren mit gesunder Lunge gemessenen hohen Ausgangswerte für $\dot{Q}_S/\dot{Q}_T$ gehen mit einem Mittelwert von $23 \pm 6\%$ deutlich über das erwartete Maß von $5-7\%$ [216] hinaus. Ein beginnendes interstitielles Lungenödem, möglicherweise bedingt durch die Zufuhr kristalliner Lösungen, kann mit großer Wahrscheinlichkeit aufgrund der stichprobenartig, später (Gruppe II) regelmäßig vorgenommenen Bestimmung des Lungenwassergehaltes ausgeschlossen werden. Die Relation von Feucht- zu Trockengewicht betrug sehr konstant $4,36-4,97$ und kann damit als normal angesehen werden [2, 62]. Es ist daher anzunehmen, daß sich wegen der für Hunde unphysiologischen Rückenlage in den dorsalen Lungenpartien trotz intermittierender „Seufzeratmung" Atelektasen entwickelten und für die hohen $\dot{Q}_S/\dot{Q}_T$-Werte verantwortlich waren.

Die Applikation von PEEP 10 reduzierte den $\dot{Q}_S/\dot{Q}_T$ auf $18 \pm 6\%$, PEEP 20 verminderte ihn auf $12 \pm 4\%$. Es ist denkbar, daß dieser Effekt eine Folge der gleichzeitigen Abnahme des HZV war [97]. Die Berechnung der Regressionen und Korrelationskoeffizienten für den Zusammenhang zwischen HZV und $\dot{Q}_S/\dot{Q}_T$ sowie zwischen PEEP und $\dot{Q}_S/\dot{Q}_T$ zeigt aber eine deutlich engere Korrelation für die gegenseitige Beziehung der beiden letztgenannten Variablen. Für insgesamt 30 Wertepaare mit x = HZV (l/min) und y = $\dot{Q}_S/\dot{Q}_T$ (%) ergab sich die lineare Regression

$$y = 3,30\,x + 12,8; r = 0,3716; p \not< 0,05.$$

Dagegen errechnete sich für ebenfalls 30 Wertepaare mit x = PEEP (cm H_2O) und y = $\dot{Q}_S/\dot{Q}_T$ (%) die Regression

$$y = -0,51\,x + 23,5; r = -0,6224; p \leqslant 0,001.$$

Somit bestand unter unseren Versuchsbedingungen bei Tieren mit gesunder Lunge eine hochsignifikante Korrelation zwischen dem endexspiratorischen Druck und der Höhe des intrapulmonalen Shunts, während ein solcher Zusammenhang zwischen HZV und Shunt wohl erkennbar, aber statistisch nicht zu belegen war.

Der auch während PEEP noch relativ hohe $\dot{Q}_S/\dot{Q}_T$ legt die Vermutung nahe, daß neben methodischen Einflüssen und zumindest initial vorhandenen Atelektasen weitere Faktoren eine Rolle gespielt haben. Rosenzweig et al. haben das Verhalten der pulmonalen Endstrombahn unter verschiedenen intraalveolären Drucken untersucht. Sie zeigten im Bereich der Verbindungsstellen von Alveolarsepten lokalisierte, als „arterial venous communications" bezeichnete Gefäße auf, in denen sie das morphologische Substrat eines unter physiologischen Bedingungen minimalen intrapulmonalen Shunts sahen. Diese Gefäße wiesen bei erhöhtem intrapulmonalen Druck und entsprechender Dehnung des Lungengewebes ein erheblich weiteres Lumen auf, das nach Auffassung der Autoren einen auch unter PEEP noch relativ hohen Shunt erklären könnte [165].

Daneben kann nicht ausgeschlossen werden, daß in dem von uns untersuchten Kollektiv ein Teil der kollabierten Alveolen trotz PEEP atelektatisch blieb und eine Normalisierung des $\dot{Q}_S/\dot{Q}_T$ verhinderte. Die Zunahme der funktionellen Residualkapazität der Lunge wäre in diesem Fall nicht nur Ausdruck einer Wiedereröffnung kollabierter Alveolen, sondern auch Folge des proportional zur Höhe des PEEP ansteigenden Volumens der einzelnen belüfteten Alveole [29]. — Schließlich bewirkt ein hoher intraalveolärer Druck aufgrund der Kompression der Lungenkapillaren eine Umverteilung der Lungendurchblutung zugunsten nicht belüfteter Alveolen und kann dadurch unter extremen Bedingungen $\dot{Q}_S/\dot{Q}_T$ sogar erhöhen [97].

Die Erklärung für die auch bei PEEP unphysiologisch hohen $\dot{Q}_S/\dot{Q}_T$-Werte, die sich in unseren Versuchen ergaben, ist daher in einer bevorzugten Perfusion atelektatisch gebliebener Lungenpartien sowie in einem Shunt über arteriovenöse Kurzschlußverbindungen im Bereich der Alveolarsepten zu sehen.

b) Gesamthämodynamik und O_2-Transport

Da der bei PEEP erhöhte intrathorakale Druck eine Verminderung des venösen Rückflusses und somit eine Abnahme des HZV erwarten ließ, nahmen wir gleichzeitig mit der Installation von PEEP bzw. bei der Erhöhung des endexspiratorischen Druckes eine Volumensubstitution mit kolloidaler Lösung in Form von Dextran 60[21] vor. Eine Dosierung von 5—8 ml/kg/10 cm H_2O PEEP hatte sich im Hinblick auf stabile arterielle Druckverhältnisse als wirksam erwiesen.

Die eigenen Befunde mit einem Abfall des HZV, einem leichten Anstieg des TPR und einer ausgeprägten Zunahme des PVR stehen im Einklang mit den experimentellen Beobachtungen vieler anderer Untersucher [23, 31, 60, 69, 96, 100, 134, 136, 158, 200, 210]. Den verschiedenen noch zu erörternden ursächlichen Faktoren wird jedoch eine unterschiedliche Bedeutung beigemessen. Deshalb sollen sich die folgenden Abschnitte unter Berücksichtigung der eigenen Ergebnisse vor allem mit den Ursachen einer Verminderung des HZV befassen. Da jede Erhöhung des intrapulmonalen Druckes eine Zunahme des intrathorakalen Druckes bedingt, führt die Anwendung von PEEP zwangsläufig zu einer Verschiebung des Blutvolumens in die peripheren Venen, die den kapazitiven Teil des peripheren Gefäßsystems darstellen. Diese Umverteilung ist gleichbedeutend mit einer Verminderung der effektiven Füllungsdrücke des Herzens und hat aufgrund des Frank-Starling-Mechanismus eine Abnahme des Schlagvolumens zur Folge. Diese Zusammenhänge sind durch zahlreiche experimentelle [26, 49, 52, 120, 158, 175, 200, 207, 215] und klinische Studien [3, 13, 43, 55, 71, 131, 152, 154, 156, 157, 170, 199] belegt.

Die grundsätzliche Übereinstimmung der Beobachtungen an wachen oder nur sedierten, jedoch nicht anästhesierten Patienten einerseits mit experimentellen Befunden andererseits zeigt, daß eine narkosebedingte Beeinträchtigung vasomotorischer Reflexe nur von unter-

---

21 Macrodex 6%, Knoll AG, Ludwigshafen

geordneter Bedeutung sein kann. Dafür spricht auch, daß selbst an wachen, gesunden Probanden in Ruhe und unter Belastung ein signifikanter Abfall des HZV festgestellt wurde [13]. Scharf und Ingram [175] fanden aber im Experiment, daß die negativen hämodynamischen Auswirkungen von PEEP bei medikamentöser α-Rezeptorenblockade mit Phenoxybenzamin wesentlich stärker ausgeprägt waren als unter Kontrollbedingungen.

Die zur Beurteilung des venösen Rückflusses erforderlichen transmuralen Füllungsdrucke wurden nur von wenigen Autoren gemessen. Cassidy et al. [23] und Katz [100] fanden in vergleichbaren Versuchsanordnungen keine Änderung der transmuralen Füllungsdrucke, obwohl keine Volumensubstitution vorgenommen wurde. Gegen diese Studien kann aber eingewendet werden, daß die transmuralen Drucke auf der Grundlage sehr niedriger Ösophagusdrucke berechnet wurden, die dem intrapleuralen und dem intraperikardialen Druck gleichgesetzt wurden. Der Vergleich mit anderen Publikationen [22, 158, 160] sowie mit unseren eigenen Ergebnissen zeigt, daß in der Regel bei entsprechenden Höhen von PEEP (10–20 cm H_2O) höhere Pleuradrucke gemessen werden; es ist daher nicht ausgeschlossen, daß die Verwendung des Ösophagusdruckes zur Berechnung der transmuralen Drucke das Ergebnis verfälscht hat.

Die eigenen Ergebnisse zeigen aufgrund der Volumensubstitution nur einen mäßiggradigen, nicht signifikanten Abfall der transmuralen Vorhofdrucke. Es ist unwahrscheinlich, daß hierin die einzige Erklärung für die signifikante Abnahme des HZV zu suchen ist. Daher müssen weitere Mechanismen diskutiert werden, die die Herzfunktion beeinträchtigen können. In diesem Zusammenhang wird von vielen Autoren auf die Auswirkungen eines erhöhten intrapulmonalen Druckes auf den intraalveolären Teil des pulmonalen Gefäßsystems hingewiesen [11, 23, 26, 120, 127, 154, 156, 157, 165, 174, 204, 207, 219, 221]. Wie bereits im vorangegangenen Abschnitt erörtert wurde, überträgt sich der intraalveoläre Druck nahezu unmittelbar auf die Lungenkapillaren, während — bei im übrigen unveränderten Druckverhältnissen — der Anstieg des intrakapillären Druckes nur der Zunahme des PLA und damit der des Pleuradruckes entspricht. Die Differenz zwischen ΔP_{alv} und ΔPLA ist, ceteris paribus, mit der Zunahme des transpulmonalen Druckgradienten bei steigendem PEEP identisch. Es resultiert also eine Abnahme des transmuralen Lungenkapillardruckes, die zu einer Querschnittsminderung und nach dem Hagen-Poiseulle-Gesetz zu einer Widerstandserhöhung führt. Der intraalveoläre Teil des Pulmonalgefäßsystems reagiert somit i.S. eines Starling-Widerstandes. Dieses Verhalten wurde in mehreren experimentellen Untersuchungen verifiziert [100, 120, 158, 160, 174], wobei Steigerungen des PVR bis zum Siebenfachen des Ausgangswertes beschrieben wurden [79]. Auch Messungen an Patienten zeigen stets eine Zunahme des PVR unter PEEP [26, 154, 156, 157, 219]. Die eigenen Ergebnisse stimmen mit den Angaben der Literatur gut überein. PEEP 10 verdoppelte, PEEP 20 vervierfachte den PVR.

Angesichts des weiten Bereiches, in dem die Reaktionen des PVR auf die Installation von PEEP schwanken, bleibt zu klären, ob neben unterschiedlichen Untersuchungsbedingungen andere Faktoren eine Rolle spielen können. Mit der Anwendung des Modells des Starling-Widerstandes auf die Lungenstrombahn hat sich vor allem Permutt befaßt. Er konnte nachweisen, daß der kritische Öffnungsdruck eines Gefäßes, das i.S. eines Starling-Widerstandes reagiert, grundsätzlich von dem Verhältnis zwischen extramuralem Druck einerseits und dem niedrigeren der beiden Drucke bestimmt wird, die an den Enden des Gefäßes gemessen werden. Hinsichtlich der Lungenkapillaren bedeutet dies, daß ihr Öffnungsdruck — bei einem zu vernachlässigenden interstitiellen Druck — ausschließlich von der Relation P_{alv}/PLA abhängt. Sobald jedoch der Öffnungsdruck überschritten wird, ist für die Höhe des intrakapillären

Druckes auch der Pulmonalarteriendruck maßgebend. Weite des Lumens, Gefäßwiderstand und Fluß stellen dann, einen unveränderten Alveolardruck vorausgesetzt, lediglich eine Funktion des pulmonalarteriellen-pulmonalvenösen Duckgradienten dar („Wasserfallkonzept" nach Permutt) [127, 150, 151].

Nach diesem Konzept wird der PLA zu einem entscheidenden Faktor für den PVR, wenn man sich die laufenden Änderungen der einzelnen Größen vor Augen hält: Da PEEP oberhalb einer bestimmten Stufe, die im einzelnen durch das Ausmaß pathologisch-anatomischer Veränderungen des Lungenparenchyms bestimmt wird, regelmäßig die Compliance vermindert, sind oberhalb dieser Grenze nicht nur absolut, sondern auch relativ höhere inspiratorische Drucke (Spitzendruck; endinspiratorischer Plateaudruck bei entsprechendem Beatmungsmuster) und definitionsgemäß höhere transpulmonale Drucke zu erwarten. Dies bedeutet, daß oberhalb eines optimalen Druckes, der mit der besten Compliance korreliert, das Gleichgewicht zwischen extramuralem Lungenkapillardruck und PLA-abhängigem intraluminalen Druck zunehmend zugunsten des ersteren verschoben wird. Da diese Größen während des Atemzyklus' laufenden Änderungen unterliegen, sind, abhängig auch vom hydrostatischen Lungenkapillardruck und damit von der Höhendifferenz zwischen Kapillare und LA, immer Bereiche anzunehmen, in denen die Kapillaren permanent geöffnet sind (Zone III nach West; [216]), aber auch solche, in denen bei hohem P_{alv}, also während der maschinellen Inspiration, die Kapillare verschlossen ist (Zone II); im ungünstigsten Fall ist die Kapillare während des ganzen Atemzyklus' geschlossen, weil selbst der endexspiratorische Druck den PLA noch übersteigt (Zone I). Diese Zoneneinteilung, von West schon unter physiologischen Bedingungen in Ruhe nachgewiesen, verschiebt sich somit unter PEEP zugunsten der Zone I. Dieser ungünstigen Reaktion kann nur durch Erhöhung des PLA begegnet werden. Der beschriebene Mechanismus erklärt die in zweifacher Hinsicht positive Wirkung der Volumensubstitution bei PEEP: Neben der Kompensation des verminderten venösen Rückflusses, d.h. einer Normalisierung der Vorlast, begrenzt sie den Anstieg der Nachlast des RV [155, 157, 165, 192, 200, 221].

Betrachtet man die scheinbaren Diskrepanzen der PEEP-induzierten Änderungen der Herzfunktion unter diesem Aspekt, so lassen sie sich weitgehend auf der Grundlage eines unterschiedlichen Füllungszustandes des Herz- und Gefäßsystems erklären [25, 26, 49, 72, 73, 115, 119, 156, 160, 221].

Von praktischer Bedeutung sind diese Zusammenhänge für die Beurteilung des PLA auf der Grundlage des pulmonalkapillären Verschlußdruckes (PCWP). Aus dem oben Gesagten folgt, daß auch bei Anwendung von PEEP zuverlässige Messungen des PLA über den PCWP möglich sind, wenn der extramurale Druck im Bereich der Lungenkapillaren, in deren Nähe sich die Spitze des Swan-Ganz-Katheters befindet, den PLA nicht übersteigt [58, 79, 167, 221].

In den eigenen Experimenten fand sich durchweg eine gute Übereinstimmung mit signifikanten Korrelationen ($p \leqslant 0{,}05$) zwischen PLA und PCWP bei PEEP 0 und PEEP 10, während bezeichnenderweise bei PEEP 20 mit $r = 0{,}3475$ keine signifikante Korrelation mehr gegeben war. Für alle auswertbaren Datenpaare lautete die lineare Regressionsgleichung $y = 0{,}917\,x + 1{,}63$ mit $r = 0{,}8620$ ($p \leqslant 0{,}001$). Wir führen diese insgesamt sehr gute Regression und Korrelation auf die günstige Lage des Druckmeßkatheters zurück: Die Spitze des Pulmonalkatheters konnte bei der Sektion häufig in einem dorsalen Ast der Pulmonalarterie lokalisiert werden.

Aufgrund der räumlichen wie funktionellen Einheit des Herzens muß die Erhöhung des PVR sich auch auf den LV auswirken, wenn nicht gleichzeitig eine Zunahme der linksventri-

kulären Nachlast in gleicher Größenordnung eintritt und infolgedessen Druck- und Volumen-
belastungen der beiden Ventrikel sich die Waage halten.

Vor allem Laver hat durch dreidimensionale szintigraphische Untersuchungen an Patienten mit akuter pulmonaler Hypertonie bei ARI nachgewiesen, daß LV und RV nicht nur als
in Serie geschaltete Pumpen anzusehen sind, sondern auch ein parallel geschaltetes System
mit ausgeprägten Wechselwirkungen hinsichtlich der Druck-Volumen-Beziehungen darstellen
[119]. Jeder Anstieg des transmuralen PAP, gleichbedeutend mit einem Anstieg der transmuralen Drucke des RV, muß daher bei unveränderten oder gar sinkenden transmuralen
Drucken des LV aufgrund einer Verschiebung des Septums zu einer Zunahme des rechtsventrikulären gegenüber dem linksventrikulären Volumen führen, zumal das Perikard akuten
Änderungen des gesamten Herzvolumens enge Grenzen setzt [95, 119, 213].

Unsere Ergebnisse zeigen unter PEEP 10 nur eine geringe, nicht signifikante Zunahme
des transmuralen PAP, unter PEEP 20 aber einen signifikanten Anstieg, der nach Übergehen
auf IPPB reversibel war. Gleichzeitig war ein leichter, unter PEEP 20 ein signifikanter
($p \leqslant 0,05$) Abfall des transmuralen mittleren Aortendruckes zu beobachten. Akzeptiert man
die Laver-Hypothese der „ventrikulären Interdependenz" [119], so muß auch für unsere
Untersuchungen eine Änderung der Druck-Volumen-Beziehungen der beiden Ventrikel angenommen werden. Der enddiastolische Druck eines Ventrikels, der dem mittleren Vorhofdruck
gleichzusetzen ist, wird dann nicht nur von Vorlast, Nachlast und Kontraktilität bestimmt,
sondern auch vom Ausmaß der Wechselwirkungen links- und rechtsventrikulärer Druck-
Volumen-Beziehungen. Die Ergebnisse anderer Autoren, insbesondere von Ross [166],
Scharf et al. [176] und Weber et al. [213], stützen diese Hypothese, die zudem nicht nur
für die akute rechtsventrikuläre Hypertonie, sondern für einen weiten Bereich von Druck-
und Volumenänderungen Gültigkeit zu haben scheint [129, 164, 166, 169].

Aus einer kritischen Sicht müssen daher diejenigen Mitteilungen betrachtet werden, die
aus einer veränderten Relation von Füllungsdruck und Herzarbeit auf eine unmittelbare Auswirkung von PEEP auf die myokardiale Kontraktilität schließen. In diesem Zusammenhang
wurde die mögliche Aktivierung von vagalen Reflexen aufgrund der Dehnung des Lungengewebes diskutiert [23]. Diese Annahme läßt sich durch die von anderen Autoren wie von uns
gemachte Beobachtung stützen, daß bei einer PEEP-bedingten Abnahme des HZV, selbst
bei sinkendem arteriellen Druck, keine reflektorische Steigerung der Herzfrequenz auftritt.
Dies gilt für das Experiment [120, 158] wie für Beobachtungen am Patienten [7, 152, 154,
205, 219].

Hechtman und Liebman haben aufgrund hämodynamischer Messungen eine PEEP-bedingte negativ inotrope Wirkung auf das Myokard postuliert, deren mögliche Ursache sie in
einem gestörten Metabolismus des Alveolarepithels mit einer mangelnden Inaktivierung oder
einer Freisetzung von Polypeptiden wie Prostaglandinen (PGE, PGF) oder Thromboxanen
sahen [124, 132, 133, 148]. Diese Hypothese konnte später von den Autoren durch die Iso-
lierung eines — noch nicht identifizierten — negativ inotropen Faktors aus dem Plasma
PEEP-beatmeter Hunde untermauert werden [65].

Aus den eigenen Ergebnissen und den Mitteilungen anderer Autoren wird gefolgert, daß
die Abnahme des HZV und des SV während PEEP-Beatmung zu einem wesentlichen Teil auf
die Verminderung des venösen Rückflusses und die damit verbundene Reduktion der transmuralen Ventrikelfüllungsdrücke zurückzuführen ist. Diese Wirkung war in unseren Untersuchungen allerdings durch die bei der Installation von PEEP vorgenommene Volumensubstitution begrenzt. Neben einer Verringerung der Vorlast ist aber auch eine ausgeprägte Zunahme der rechtsventrikulären Nachlast, die selbst bei konstantem Füllungsdruck einen Rück-

gang des SV zur Folge hätte, als Ursache der Abnahme des HZV zu sehen. Die Nachlast des LV steigt dagegen nur geringfügig an. Diese Differenz zwischen links- und rechtsventrikulärer Druckbelastung bei gleicher Volumenbelastung kann die Konfiguration der beiden Ventrikel durch eine Septumverschiebung verändern und dadurch die Druckvolumenbeziehungen der beiden Ventrikel modifizieren. Unter den Bedingungen einer erhöhten rechtsventrikulären Nachlast gehen solche Änderungen zu Lasten der Compliance des LV, so daß ein beobachteter Anstieg des PLA nicht Ausdruck einer myokardialen Insuffizienz des LV sein muß [119, 213]. Dennoch sprechen die Befunde einiger Untersucher dafür, daß neben der Abnahme der Ventrikelfüllungsdrucke und dem Anstieg der rechtsventrikulären Nachlast auch ein erhöhter Vagotonus [23] und humorale Faktoren [148] zu den hämodynamischen Nebenwirkungen von PEEP beitragen können.

c) Auswirkungen von PEEP auf die regionale Organdurchblutung

Unter physiologischen Bedingungen werden das HZV und seine regionale Verteilung nach dem Prinzip der lokalen Autoregulation ausschließlich durch den O_2-Bedarf der Organe bzw. Gewebe bestimmt [68, S. 250]. Fällt aber die Förderleistung unter diesen, dem Gesamt-O_2-Bedarf angepaßten Sollwert ab, so besteht die Hauptregulationsmöglichkeit des Organismus — neben einer erhöhten O_2-Ausschöpfung des arteriellen Blutes — in einer Umverteilung des HZV.

Die von uns gemessenen Kontrollwerte für das HZV — im Mittel 2,90 ± 1,52 l/min entsprechend einem Herzindex von 3,69 ± 1,93 l/min × m^2 — stimmen mit den Angaben in der Literatur gut überein [60, 84, 100, 114, 137a, 160]. Darüber hinaus zeigt der Vergleich mit den Befunden anderer Autoren [44, 98, 195], daß auch ein normales Verteilungsmuster des HZV vorlag. Es kann deshalb vorausgesetzt werden, daß die beobachteten Änderungen des RBF ausschließlich durch die Anwendung von PEEP hervorgerufen waren.

c 1. Hirndurchblutung

Aufgrund der methodischen Untersuchungen mehrerer Autoren [45, 74, 86, 135] kann die MS-Methode als ein zuverlässiges Verfahren zur Bestimmung der Hirndurchblutung (CBF) gelten.

Unter Kontrollbedingungen ermittelten wir für den CBF einen Wert von 35,0 ml/100 g × min, entsprechend 1,2% des HZV. Unterschiede gegenüber den Befunden anderer Arbeitsgruppen sind als Folge anderer Versuchs- und Meßbedingungen anzusehen. So zeigt der Vergleich mit den Zahlen von Ericsson [44] und Kaihara et al. [98], daß allein die Narkose eine erhebliche Reduktion des CBF gegenüber dem wachen Zustand mit sich bringt [135]. Die Autoregulation wird aber bei N_2O- oder Barbituratnarkose nicht wesentlich beeinträchtigt [42, 94, 182, 188]. DelMaestro et al. [36] fanden bei Verwendung von 15-μm-MS an Hunden in Neuroleptanalgesie mit Werten um 55 ml/100 g × min deutlich höhere Werte; hier ist aber an die Möglichkeit zu denken, daß bei den spontan atmenden Tieren eine Hypoxie und Hyperkapnie mit relativ hohen CBF-Werten vorlag. Eine weitgehende Übereinstimmung findet sich dagegen mit den Befunden von Marcus, der mit 15-μm-MS am anästhesierten, mit Raumluft beatmeten Hund 39 ± 16 ml/100 g × min maß [135].

Unter beiden Stufen von PEEP blieb der CBF nahezu unverändert, offenbar als Folge einiger sich gegenseitig kompensierender, wenn auch nur grenzwertiger Änderungen der entscheidenden Parameter: Einem geringfügigen Anstieg des paO_2 stand ein marginaler Abfall des arteriellen O_2-Gehaltes (C_aO_2) bei annähernd konstantem $paCO_2$ gegenüber. Erst nach Übergehen auf IPPB sanken paO_2 und C_aO_2 etwas stärker ab, der $paCO_2$ war gegenüber dem Ausgangswert grenzwertig erhöht. Der $\dot{V}O_2$ zum Gehirn fiel von 6,2 ml/100 g × min auf 5,8 ml/100 g × min (PEEP 10) bzw. 5,0 (PEEP 20) und stieg nach PEEP wieder auf 5,9 ml/100 g × min an.

PEEP führt also zu einer geringen Beeinträchtigung des zerebralen $\dot{V}O_2$, der jedoch bei weitem nicht das Ausmaß der Änderung des Gesamt-$\dot{V}O_2$ erreicht. Dabei besteht die — durch unsere Daten allerdings nicht nachweisbare — Möglichkeit, daß die leichte Abnahme des $\dot{V}O_2$ durch eine höhere O_2-Extraktion ausgeglichen wurde, wie dies für den Gesamtorganismus zu beobachten war. Die Ergebnisse erlauben die Schlußfolgerung, daß PEEP die O_2-Versorgung des Gehirns nicht gefährdet, soweit die Änderungen der kardiorespiratorischen Funktionen nicht das von uns beobachtete Maß überschreiten. Zu einer gleichen Aussage kamen aufgrund klinischer Untersuchungen Pichlmayr et al. [153].

Die Umverteilung des HZV zugunsten des Gehirns setzt angesichts des geringeren arteriovenösen Druckgradienten, der sich aus konstantem arteriellen, aber deutlich ansteigendem zentralvenösen Druck (ZVD) ergibt, eine Abnahme des zerebralen Gefäßwiderstandes voraus. Diesem Regulationsmechanismus sind aber insofern Grenzen gesetzt, als die Zunahme des ZVD gleichzeitig über das intrakranielle Venen- und Ventrikelsystem zu einem deutlichen Anstieg des intrakraniellen Druckes führt. Aidinis et al. [1] beobachten bei PEEP-beatmeten Katzen eine ausgeprägte Verminderung des zerebralen Perfusionsdruckes, den sie aus der Differenz von MAP und intrakraniellem Druck ermittelten. Unter 5—15 cm H_2O PEEP traten bei 77% der Tiere EEG-Veränderungen und Erweiterungen der Pupillen auf. Eine vorbestehende Hirndrucksteigerung ist daher als relative Kontraindikation für die Anwendung von PEEP anzusehen. Auch Kim et al. [107] wiesen aufgrund einer klinischen Beobachtung auf die Möglichkeit einer PEEP-bedingten Beeinträchtigung des CBF hin.

c 2. Myokarddurchblutung

In der Diskussion um die Ursachen und Folgen hämodynamischer Veränderungen unter PEEP nimmt die Myokardfunktion einen breiten Raum ein. Eingehende Untersuchungen über die Koronarperfusion, insbesondere unter dem Aspekt von O_2-Angebot und O_2-Bedarf, liegen bisher aber nicht vor.

Die eigenen Ergebnisse zeigen unter PEEP 10 eine unveränderte, bei PEEP 20 eine leicht verminderte Gesamtdurchblutung des Herzens. Die Unterschiede waren für den koronaren $\dot{V}O_2$ wegen der leichten Abnahme des C_aO_2 etwas stärker ausgeprägt, aber nur unter PEEP 20 signifikant. Ähnliche auf der Messung des koronarvenösen Flusses beruhende Befunde wurden in einer klinischen Studie erhoben. Die Schlußfolgerung der Autoren, daß somit eine Minderperfusion des Myokards als Ursache der Abnahme des HZV ausscheide [201], erscheint jedoch nicht stichhaltig; sie berücksichtigt nicht, daß die Belastung der beiden Ventrikel durch PEEP in sehr unterschiedlichem Ausmaß beeinflußt wird. In den eigenen Untersuchungen erfolgte daher neben der Messung der Gesamtmyokarddurchblutung die getrennte Analyse der Verhältnisse am LV bzw. RV.

Die Durchblutung des linksventrikulären Myokards blieb während PEEP 10 trotz eines deutlichen Rückganges des LVW unverändert, fiel aber unter PEEP 20 — bei einer weiteren Reduktion des LVW — um 29% (p $\leqslant$ 0,05). Nach PEEP war ein überschießender Anstieg des linksventrikulären RBF zu beobachten. Setzt man O_2-Angebot und O_2-Bedarf auf der Grundlage von Koronarfluß und koronarem $\dot{V}O_2$ einerseits und LVW andererseits zueinan-

der in Relation, so zeigt sich eine geringere Effizienz der Myokardfunktion unter der PEEP;
der Quotient LVW : $\dot{V}O_2$ LV fiel von 346 : 1 auf 255 : 1 bzw. 185 : 1. Diese Änderung stellt
offenbar den Ausdruck einer sympathikoadrenergen Reaktion dar [90], wie sie bei unseren
Untersuchungen z.B. aufgrund des verminderten HZV und des kompensatorischen Anstiegs
des TPR anzunehmen ist.

Das rechtsventrikuläre Myokard läßt derartige Veränderungen nicht erkennen. Die Herzarbeit fällt zwar während PEEP 10 um 24%, bleibt aber sowohl bei PEEP 20 als auch während der anschließenden PEEP-0-Phase auf diesem Niveau. Der RBF bleibt unter PEEP nahezu konstant und steigt anschließend leicht an. Die Relation zwischen RVW und $\dot{V}O_2$ RV
ändert sich nur wenig; sie fällt von 54 : 1 auf 46 : 1 bzw. 43 : 1.

Das Verhältnis von links- zu rechtsventrikulärem RBF betrug unter Kontrollbedingungen 2,1; der Quotient wurde durch PEEP 10 nicht beeinflußt, zeigte aber unter PEEP 20 mit
dem Wert 1,4 eine Umverteilung zugunsten des RV; nach PEEP stellte sich der Ausgangswert
wieder ein.

Braunwald et al. [15] und Sarnoff et al. [172] beschrieben 1957 den Tension-Time-
Index (TTI) als einen Parameter der Herzleistung, der eine wesentlich engere Korrelation
zum myokardialen O_2-Bedarf aufweist, als die äußere Herzarbeit. Der TTI kann mit hinreichender Genauigkeit aus dem systolischen Teil der Aortendruckkurve für den LV bzw.
der Pulmonalarteriendruckkurve für den RV ermittelt werden [51, 172] (Abb. 17).

Der auf der Grundlage der transmuralen Drucke berechnete TTI des LV blieb unter
PEEP 10 unverändert, nahm aber bei PEEP 20 signifikant ab. Setzt man, einem Vorschlag
von Brazier et al. [16] folgend, auch diesen Parameter in Relation zum koronaren $\dot{V}O_2$, so
ergibt sich für den LV nur ein geringfügiger Anstieg des Quotienten von 350 : 1 auf
388 : 1 bzw. 405 : 1, während der Wert für den RV wesentlich stärker von 123 : 1 auf 186 : 1
bzw. 223 : 1 ansteigt. Aus diesen Ergebnissen wird gefolgert, daß der RV eine mit der Höhe
des PEEP korrelierende relative Ischämie erleidet, während der LV angemessen perfundiert
wird. Ursache hierfür ist in erster Linie die für den LV nahezu unveränderte Nachlast,
während die des RV signifikant ansteigt. Diese Tatsache erhält aber erst dadurch ihr Gewicht, daß der effektive Perfusionsdruck für das rechtsventrikuläre Myokard (MAP – intra-
muraler Druck) unter den spezifischen Bedingungen von PEEP – Anstieg des intraventriku-
lären *und* des intraperikardialen Druckes – erheblich reduziert wird.

Die PEEP-bedingte akute pulmonale Hypertonie stellt also nur einen Teilaspekt dar; daher sind die Ergebnisse von Studien, die die rechtsventrikuläre Myokarddurchblutung und
-funktion bei alleiniger Erhöhung der Nachlast untersuchten und eine erheblich bessere Anpassung der Myokardperfusion fanden, nicht auf die Verhältnisse bei PEEP übertragbar
[28, 51, 146]. Die Besonderheit der Auswirkungen von PEEP auf den rechtsventrikulären
RBF ist in der additiven Wirkung eines der Perikardtamponade vergleichbaren Effektes [214]
und der akuten pulmonalen Hypertonie zu sehen.

Manny et al. [134] stellten bei PEEP-beatmeten Hunden zwar ebenfalls eine Verringerung des rechtsventrikulären RBF fest, erklärten den Abfall des HZV jedoch z.T. mit einer
gleichzeitig beobachteten – grenzwertigen – Abnahme der sogenannten Endo/Epi-Ratio des
LV als Hinweis auf eine subendokardiale Ischämie des linken Ventrikels. Die von den Autoren mitgeteilten Zahlen blieben aber deutlich über dem kritischen Wert von 0,8 [16, 18, 37,
81, 209].

Aufgrund dieser Tatsache sowie unserer eigenen Befunde, die bei Werten von 1,1 bis 1,2
keine nennenswerte Änderung der Endo/Epi-Ratio zeigen, kann eine linksventrikuläre
Ischämie als Ursache einer eingeschränkten Herzfunktion unter PEEP ausgeschlossen werden.

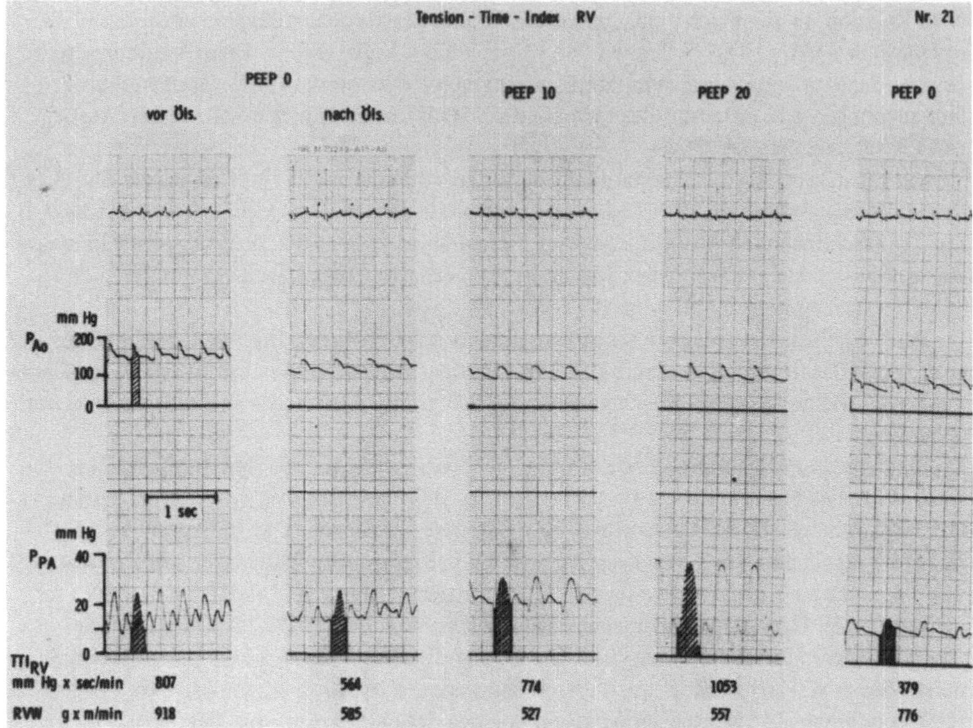

Abb. 17. Beispiel der Auswertung einer Originalregistrierung der Pulmonaldruckkurve *(unterste Kurve)* zur Berechnung des Tension-time-Index *(TTI)* bei einem Tier mit Lungenödem vor, während und nach PEEP-Beatmung. Die Skala entspricht dem transmuralen Pulmonalisdruck. Der TTI errechnet sich aus dem Flächenintegral unter dem systolischen Teil der Pulmonalisdruckkurve pro min und hat die Dimension mmHg $\times$ s/min. In der *untersten Zeile* sind die Werte der äußeren Herzarbeit des rechten Ventrikels *(RVW)* den TTI-Werten gegenübergestellt (s. auch Text)

Andererseits muß aufgrund der eigenen Ergebnisse in Anbetracht der engen Beziehungen zwischen Myokarddurchblutung und -funktion [211] angenommen werden, daß eine relative Minderperfusion des RV den limitierenden Faktor der Herzfunktion darstellt, besonders deshalb, weil die spezifische Stoffwechselsituation des Myokards einer kompensatorischen Steigerung der O_2-Extraktion und insbesondere einer anaeroben Glykolyse sehr enge Grenzen setzt [9, 110, 142, 169].

c 3. Nierendurchblutung

Der Rückgang des Urinzeitvolumens (UZV) ist unter experimentellen [56, 69, 202] und klinischen Bedingungen [8, 75, 93] als ein konstantes Phänomen während PEEP-Beatmung beschrieben. Angesichts einer PEEP-induzierten Abnahme des HZV lag der Schluß nahe, zwischen diesen Reaktionen einen engen Zusammenhang zu sehen. Die eigenen Ergebnisse zeigen einen leichten und reversiblen Rückgang des renalen Blutflusses während PEEP, gleichzeitig aber eine deutliche Abnahme von UZV und Na^+-Ausscheidung. Trotz der Kürze der PEEP-Phasen wurden somit die normalerweise engen Beziehungen zwischen renalem Blutfluß und Salz-Wasser-Ausscheidung [203] beeinflußt. Die Ergebnisse stimmen mit den

unter Anwendung der [85]Kr-Auswaschtechnik erhobenen Befunden von Hall et al. [69]
weitgehend überein. Als Ursache dieser Reaktion stellte der Untersucher neben einer Verminderung der glomerulären Filtrationsrate eine Abnahme der Perfusion oberflächlicher
Glomeruli bei einer Zunahme der Durchblutung der juxtamedullären Zone fest. Der Zusammenhang zwischen der beobachteten Änderung der intrarenalen Hämodynamik einerseits
und der Verminderung des UZV andererseits ergibt sich aus der Tatsache, daß in den juxtamedullären Nephren eine wesentlich effektivere Salz-Wasser-Rückresorption stattfindet als in
den oberflächlichen Nephren [85, 203]. Als auslösender Mechanismus wird ein hepatorenaler
Reflex diskutiert, der durch einen erhöhten Lebervenendruck z.B. bei gesteigertem intrathorakalen Druck, aktiviert wird [106].

c 4. Organdurchblutung im Splanchnikusbereich

Methodische Untersuchungen zur Messung der *Magendurchblutung* haben die Zuverlässigkeit
der MS-Methode auch für dieses Organ bestätigt [4, 122]. Zudem belegen die in der Literatur
mitgeteilten Ergebnisse [4, 32, 33, 122] wie die eigenen Befunde, daß die mit 15- bis
20-μm-MS erfaßte AVA-Shuntdurchblutung am Magen bzw. im gesamten präportalen
Splanchnikusgebiet in der Größenordnung von 1−3% liegt und daher die gemessene kapillare
Durchblutung mit der Gesamtdurchblutung nahezu identisch ist.

Bei der Interpretation der Ergebnisse ist aber auch zu berücksichtigen, daß die Magen-
wand regionale Unterschiede hinsichtlich Struktur und Funktion aufweist. Dominierend ist
im gesamten Magen die Mukosa mit ihrer sekretorischen Funktion; ihre Durchblutung beträgt in Abhängigkeit von der untersuchten Region 80−90, im Mittel 87% der Perfusion der
Magengesamtwand [4, 122]. Die gemessene Durchblutung der Magengesamtwand kann daher
als weitgehend repräsentativ für die Schleimhautdurchblutung angesehen werden. Eine sepa-
rate Auswertung der Organproben nach Fundus-, Korpus- und Antrumbereich erschien
dennoch erforderlich, da nicht nur die absoluten Durchblutungsgrößen, sondern auch ihre
Änderungen bei unterschiedlichen physiologischen Bedingungen variieren können [122].
Unter Kontrollbedingungen betrug die Magendurchblutung im Mittel 31 ml/100 g × min.
Die regionale Aufschlüsselung ergab für den Fundus 21, das Korpus 27 und das Antrum
48 ml/100 g × min. Diese Werte lassen eine gute Übereinstimmung mit den Ergebnissen anderer Autoren erkennen [4, 44, 134]. Unterschiede gegenüber Befunden, die keinen solchen
Gradienten zeigen [122], lassen sich vor allem durch unterschiedliche Versuchsbedingungen
erklären, da allein eine Laparotomie, wie sie in unseren Versuchen vorgenommen wurde, als
„Streßfaktor" trotz stabiler Kreislaufverhältnisse die Durchblutung von Fundus und Korpus
stärker als die des Antrums reduzieren kann.

Während PEEP sank die Magendurchblutung im Vergleich zum HZV überporportional
ab. Die gleiche Beobachtung machten Manny et al. [134]. Auf die lokalen Unterschiede innerhalb des Magens hatte PEEP keinen Einfluß; Fundus, Korpus und Antrum waren in gleichem Umfang von der Reduktion des RBF betroffen.

Die selektive Abnahme der Magendurchblutung deutet auf eine überdurchschnittliche
Vasokonstriktion hin. Aufgrund der hämodynamischen Gesamtsituation kommt einer über
Barorezeptoren und Vasomotorenzentrum induzierten Steigerung des Sympathikotonus die
größte Wahrscheinlichkeit zu [68, S. 250]. Daneben ist an die Wirkung einer erhöhten Adre-
nalinausschüttung zu denken, wie sie schon bei einer mäßiggradigen Verminderung des HZV
mit konstantem arteriellen Mitteldruck eintreten kann [186]. Da nach Jacobson et al. [92]

dem Magen die Möglichkeit der Autoregulation fehlt, ist es wahrscheinlich, daß eine erhöhte Sympathikusaktivität den RBF stärker als an anderen Organen reduziert.

Eine bei einem PEEP-beatmeten Intensivpatienten auftretende akute Läsion der Magenschleimhaut wäre der umfangreichen Gruppe der Streßulzera zuzuordnen, deren auslösende Ursachen mannigfaltig sind, deren Pathogenese aber relativ einheitlich abläuft. An dieser Stelle können aus der Vielzahl der möglichen Noxen nur zwei herausgegriffen werden, die für die Interpretation der eigenen Ergebnisse relevant sind; dies sind die primär hämodynamisch bedingte Ischämie sowie die arterielle Hypoxie. — Im Mittelpunkt der Diskussion über die Genese von Streßulzera steht seit langem die vermehrte sympathische Aktivität in der ersten Stufe einer Streßreaktion („Alarmreaktion" nach Selye) [184, 185], die auch ohne voll ausgebildetes Schockbild die Magendurchblutung herabsetzen kann [21, 109, 187]. Die Bedeutung der Vasokonstriktion für die Entstehung des Streßulkus wurde von Feifel [46] durch die Beobachtung belegt, daß die Applikation eines α-Blockers eine weitgehende protektive Wirkung ausübt. — Auf einen weiteren Aspekt haben Eder und Castrup [40] aufmerksam gemacht; hinsichtlich der Ätiologie ischämiebedingter Schleimhautläsionen stellten sie Krankheitsbilder, die mit einer venösen Abflußstauung des Magens einhergingen, als wichtige ursächliche oder prädisponierende Faktoren fest. Hier zeigen sich Parallelen zur Hämodynamik bei PEEP, die sich somit nicht nur im Sinne eines Vorwärts-, sondern auch eines Rückwärtsversagens des Herzens auf die Magendurchblutung auswirken kann.

Neben diesen neuroendokrin vermittelten, primär aber hämodynamisch ausgelösten Störungen der Mikrozirkulation wurden auch Auswirkungen von Lungenfunktionsstörungen auf die Magenschleimhaut postuliert, u.a. eine starke Vasokonstriktion im Bereich des Antrums infolge ausgeprägter arterieller Hypoxie [17]. Kivilaakso und Silen [109] konnten diese Annahme jedoch nicht bestätigen: Bei intramuralen pH-Messungen am Hundemagen fanden sie bei ausschließlicher Hypoxie keinen Anhalt für eine H^+-Ionen-Rückdiffusion als Zeichen einer erhöhten Permeabilität der Mukosa. Streßulzera manifestieren sich bevorzugt in der Fundus-Korpus-Region, weniger häufig im Antrum [40, 47, 109, 181]. Dies kann, insbesondere bei nachgewiesener Hypersekretion, damit im Zusammenhang stehen, daß Salzsäure und Pepsin fast ausschließlich in den proximalen Magenabschnitten sezerniert werden [68, S. 867]. Bei normaler oder subnormaler Sekretion ist die wesentliche, wenn nicht ausschließliche Ursache aber in einer Minderperfusion der Magenschleimhaut zu sehen. Einen für PEEP spezifischen Faktor stellt dabei, neben der Beeinträchtigung der Gesamthämodynamik, die Erhöhung des Venendruckes dar. Dabei ist auch an eine kausale Rolle des in unseren Untersuchungen konstant beobachteten Durchblutungsgradienten von 1 : 2 zugunsten des Antrums zu denken, der auch unter PEEP erhalten blieb; Fundus und Korpus können daher bei einer Reduktion des RBF eher in den Bereich einer kritischen Minderperfusion geraten.

Die Angaben über die Häufigkeit eines klinisch manifesten Streßulkus werden, abhängig vom untersuchten Krankengut, mit 0,01 bis 25% angegeben [48]. Nach Feifel beträgt die Inzidenz bei Intensivpatienten 10% [46]. Für PEEP-beatmete Patienten muß aufgrund der Ätiologie und Pathogenese des Streßulkus, auch unter Berücksichtigung der eigenen Ergebnisse, mit einem besonders hohen Risiko gerechnet werden, obwohl Untersuchungen zu dieser speziellen Frage bisher nicht vorliegen.

Im Gegensatz zum Magen beeinträchtigte PEEP den RBF von *Dünn-* und *Dickdarm* nur wenig, so daß eine Umverteilung des HZV zugunsten des Intestinums resultierte. Dies überrascht insofern, als allgemein gleichartige zentrale Regulationsmechanismen für die Durchblutung von Magen und Darm angenommen werden [68]. Die Beobachtung, daß das verminderte HZV bei unverändertem arteriellen Mitteldruck zugunsten des Darmtraktes umverteilt wurde, setzt einen im Vergleich zur durchschnittlichen Zunahme des systemischen Gefäßwiderstandes geringeren Anstieg im intestinalen Gefäßbett voraus. Nach den Befunden von Mitzner und Goldberg [141], die das Verhalten von Compliance und Widerstand des Gefäßsystems im Splanchnikusbereich unter verschiedenen Kreislaufbedingungen untersuchten, ist dies ein charakteristischer Adrenalineffekt. Somit ist auch dieser Befund vereinbar mit der Annahme einer PEEP-induzierten Steigerung des Sympathikotonus, wenn auch deutliche Unterschiede gegenüber einer maximalen Reaktion mit hochgradiger Einschränkung der gesamten gastrointestinalen Durchblutung bestehen.

Die arterielle Durchblutung der *Leber* zeigte unter PEEP einen deutlichen, wegen der ausgeprägten Streuung der Einzelwerte aber nicht signifikanten Rückgang; eine während PEEP erkennbare Erhöhung des Anteils am HZV war statistisch ebenfalls nicht zu sichern. Manny et al. [134] stellten unter vergleichbaren Bedingungen einen signifikanten, in Relation zur Änderung des HZV überproportionalen Abfall der arteriellen Leberdurchblutung fest, während bei hypovolämisch bedingter Reduktion des HZV eine wesentlich geringere Reduktion zugunsten der Leber beobachtet wurde. Die beiden auslösenden Faktoren – PEEP bzw. Hypovolämie – unterschieden sich also nur hinsichtlich der Auswirkung auf den Venendruck, nicht aber bezüglich HZV und MAP. Eine signifikante Umverteilung zugunsten der Leber bei Hämorrhagie fanden auch Kaihara et al. [98]. Es liegt daher nahe, in der Höhe des Venendruckes die Ursache für eine vergleichsweise starke Drosselung der arteriellen Leberdurchblutung bei PEEP zu suchen. Diese Annahme läßt sich auch durch die von Hinshaw et al. [77] nachgewiesene Vasokonstriktion im Bereich der Leberarteriolen bei erhöhtem Venendruck begründen. Eine zusätzliche Erklärung könnte die Tatsache bieten, daß bei Nachlassen des Pfortaderflusses auch die Anforderungen an die Stoffwechselleistungen der Leber sinken und infolgedessen ein geringerer O_2-Bedarf besteht. Gegen diesen Zusammenhang sprechen aber zwei Gründe: Zum einen dient die arterielle Leberdurchblutung in erster Linie der Ernährung der bindegewebigen Strukturen der Leber und der Gallengangswände [68, S. 370] sowie der Inaktivierung von Hormonen und ist damit weitgehend unabhängig von den Stoffwechselfunktionen des Leberparenchyms [118]. Zum anderen findet sich bei Hämorrhagie, wie oben erwähnt, eine bevorzugte arterielle Perfusion der Leber trotz eines erheblich reduzierten Pfortaderflusses [98].

Johnson und Hedley-Whyte [96] haben postuliert, daß die Reduktion des Pfortaderflusses ohne ausreichenden kompensatorischen Anstieg der arteriellen Leberdurchblutung zu einer ischämischen Schädigung des Leberparenchyms führen kann. Nach unseren Befunden scheint diese Gefahr aber bei niedrigen Stufen von PEEP gering zu sein, während sie bei höherem PEEP mit HZV-proportionaler Abnahme von portalvenöser *und* arterieller Durchblutung Struktur und Funktion des Organs bedrohen könnte. In diese Richtung deuten auch die noch zu besprechenden Ergebnisse der Gewebe-pO_2-Messungen. Andererseits schließen aber unsere Befunde nicht mit Sicherheit aus, daß auch niedrige Stufen von PEEP bei längerer Anwendung zu einem relevanten Rückgang der Leberdurchblutung führen können.

Der RBF des *Pankreas* zeigte während PEEP mit auffallender Regelmäßigkeit eine überproportionale Abnahme, die, ähnlich den Verhältnissen am Magen, als Folge einer überdurchschnittlichen Vasokonstriktion bei erhöhtem Sympathikotonus der Nn. splanchnici aufzufassen ist. Der Vergleich mit Magen und Darm zeigt, daß das Gefäßsystem des Splanchnikusgebietes auf eine Abnahme des HZV nicht einheitlich reagiert, wie dies auch unter anderen Bedingungen beobachtet wurde [91]. Angaben über das Verhalten der Pankreasdurchblutung unter PEEP finden sich in der Literatur bislang nicht. In Analogie zum Streßulkus des Magens ließe sich aus einer Ischämie des Pankreas eine verminderte Resistenz gegenüber den *exokrinen* Enzymen der Drüse ableiten. Bei intakten Gefäßen gilt dieses Risiko aber als gering, während die Kombination von degenerativen Gefäßveränderungen und verminderter Durchblutung als auslösender oder aggravierender Faktor einer akuten Pankreatitis in Betracht gezogen werden muß [177]. Über Störungen der *endokrinen* Pankreasfunktion als Folge einer Minderperfusion wird in der Literatur nicht berichtet.

An der *Milz* bewirkt PEEP eine zum Abfall des HZV proportionale Änderung des RBF. Dies entspricht auch den Ergebnissen von Manny et al. [134]. Da die Abnahme der Durchblutung nach PEEP innerhalb der Beobachtungsdauer vollständig reversibel war, handelt es sich offenbar um eine für die Milz physiologische Adaptation an die Beeinträchtigung der Herz-Kreislauf-Verhältnisse.

c 5. Durchblutung endokriner Organe: Schilddrüse, Nebennieren

Beide Stufen von PEEP hatten eine signifikante Minderung der *Schilddrüsendurchblutung* um 51 bzw. 76% zur Folge. Außer Pankreas und Fettgewebe zeigte kein anderes Organ bzw. Gewebe einen so ausgeprägten Rückgang des RBF. Für Herz-Kreislauf-physiologische Untersuchungen erscheint es von besonderem Interesse, daß Strauer und Schulze [196] tierexperimentell eine hypothyreotische Kardiomyopathie erzeugen konnten. Aufgrund des großen Hormondepots in den Schilddrüsenfollikeln [89] sind akute Auswirkungen von PEEP auf die endokrine Schilddrüsenfunktion jedoch unwahrscheinlich, zumal angesichts der langen Halbwertszeit der aktiven Hormonformen Trijodthyronin und Tetrajodthyroxin selbst bei sistierender Hormonsynthese und verminderter Hormonmobilisation frühestens nach 24—48 h Änderungen der Hormonkonzentrationen im peripheren Blut zu erwarten sind [89]. Auch die Hypothyreose-induzierte Kardiomyopathie stellt sogar bei völligem Hormonentzug in vivo wie in vitro kein ausgesprochen akutes Geschehen dar, sondern macht sich erst nach mehr als 24 h bemerkbar [196]. Eine Minderdurchblutung der Schilddrüse hat daher bei kurzfristiger Anwendung von PEEP untergeordnete Bedeutung.

Die Durchblutung der *Nebenniere* blieb unter PEEP 10 unverändert und stieg bei PEEP 20 leicht an. Ihr Anteil am HZV erhöhte sich dabei signifikant. Die Nebenniere gehörte somit neben Gehirn und Herz zu den am besten perfundierten Organen. Auch Manny et al. [134] fanden unter PEEP eine Zunahme des Anteils der Nebenniere am HZV, wenn auch — bei fallendem MAP — eine Abnahme des absoluten RBF festzustellen war; ein Hypovolämie-bedingter Abfall des HZV führte bei unveränderter Durchblutung zu einer noch deutlicheren Umverteilung des HZV zugunsten der Nebenniere.

Unsere Messungen ließen zwar eine Differenzierung Mark/Rinde nicht zu, da die sehr kleinen Nebennieren mit einem Gewicht von 1—3 g in toto gemessen worden waren; eine getrennte Bestimmung des RBF war aber auch nicht erforderlich, da beide Anteile bei der portalen Gefäßarchitektur des Organs diesbezüglich eine Einheit darstellen [122].

Die bevorzugte Perfusion der Nebenniere kann am ehesten als Ausdruck einer Streßreaktion gewertet werden. Diese Schlußfolgerung ist allerdings nur schwer durch Meßdaten aus der Literatur zu belegen, da auch umfassende Darstellungen der Funktion der Nebennieren [68, S. 768, 1019; 122] keine Angaben über die Zusammenhänge zwischen funktioneller Leistung und Durchblutung enthalten, wie sie für andere Organe gesichert sind. Dennoch sind die unphysiologischen Auswirkungen von PEEP auf das kardiozirkulatorische System mit der ausgeprägten Verminderung des HZV, der Erhöhung des Venendruckes usw. mit Sicherheit in der Lage, eine Streßreaktion auszulösen [122]. Obwohl unsere Ergebnisse keinen *direkten* Nachweis einer Streßreaktion beinhalten, wie er beispielsweise durch erhöhte Plasmakonzentrationen von ACTH, Glukokortikoiden oder Katecholaminen zu erbringen wäre, so weisen doch die Zunahme des systemischen Gefäßwiderstandes, die verminderte Effizienz der linksventrikulären Myokardfunktion im Verhältnis zum O_2-Angebot sowie die relativ geringe Beeinträchtigung der Skelettmuskeldurchblutung als Ausdruck einer ergotropen Reaktion des autonomen Nervensystems auf einen derartigen Mechanismus hin.

c 6. Durchblutung von Skelettmuskulatur und Fettgewebe

Der in unseren Untersuchungen erhobene Befund, daß die *Muskeldurchblutung* unter PEEP nur geringfügig und nicht signifikant reduziert wurde, überrascht zunächst. Die Möglichkeit, daß schon unter Kontrollbedingungen eine submaximale Vasokonstriktion vorlag, kann ausgeschlossen werden, da der Ausgangswert des RBF mit 3,5 ml/100 g × min im Normbereich für den ruhenden Skelettmuskel lag; eine starke Vasokonstriktion wäre in der Lage, die Durchblutung auf ein Viertel dieses Wertes zu reduzieren [68, S. 370]. Der festgestellte Effekt von PEEP auf den Muskel-RBF läßt sich, wie bereits im vorangegangenen Abschnitt angedeutet wurde, durch eine die α-Stimulation antagonisierende, adrenalinvermittelte Stimulation von β_2-Rezeptoren erklären [68, S. 370; 90].

Die ausgeprägte Verringerung der Durchblutung des subkutanen *Fettgewebes* fügt sich in das Bild einer typischen Kreislaufzentralisation ein. Mediastinales und peritoneales Fettgewebe zeigten allerdings deutlich höhere RBF-Werte, die zudem unter PEEP weniger stark reduziert wurden.

d) Gewebe-pO₂

Das pO_2-Histogramm läßt aufgrund theoretischer Überlegungen, vor allem entsprechend dem Krogh'schen Zylindermodell des pO_2 im Versorgungsbereich einer Kapillare, Rückschlüsse auf das Verhalten der Mikrozirkulation zu, die durch die Empirie bestätigt und ergänzt werden [105, 128, 130]. Für die Beurteilung der zellulären O_2-Versorgung spielt der kritische mitochondriale pO_2 eine besondere Rolle. Lübbers definierte diesen pO_2 als den Wert, der für eine 90%ige O_2-Sättigung der Cytochromoxydase, des Empfängerenzyms der Atmungskette, erforderlich ist, und gibt ihn mit 0,01 mmHg an [130]. Da der kritische pO_2 über die Distanz zwischen Kapillare und Mitochondrien per diffusionem nur bei einem bestimmten O_2-Druckgradienten aufrechterhalten werden kann, beträgt der erforderliche endkapilläre pO_2 (für die am stärksten hypoxiegefährdeten Zellen) ein Vielfaches des kritischen mitochondrialen pO_2. Nach Lübbers errechnet sich für eine Entfernung von 30 μm zwischen Kapillare und Mitochondrium bei einem O_2-Verbrauch von 5 ml/100 g × min ein erforderlicher O_2-Gradient von 12 mmHg. Im einzelnen ist aber nicht bekannt, an welcher Stelle des Krogh'schen Zylinders der pO_2 mit einem der Elektrodendrähte gemessen wird. Die Aussagekraft eines Histogramms beruht u.a. darauf, daß bei einer größeren Anzahl von Meßwerten unter Normoxiebedingungen stets nur ein bestimmter, von der Art des Gewebes abhängiger Anteil im potentiell hypoxischen Bereich liegt. Damit wird die Zahl der Werte in der niedrigsten Klasse der Abszisse zu einem wesentlichen Punkt für die Beurteilung eines Histogramms.

Die während PEEP 10 vorgenommenen Messungen an der *Leber* gaben außer einer etwas schmaleren Basis des pO_2-Histogramms keinen Hinweis für eine Änderung der O_2-Versorgung des Gewebes, obwohl der $\dot{V}O_2$ über die A. hepatica im Mittel um rund 35% abgenommen hatte. Die Aufrechterhaltung einer normalen Leberoxygenierung trotz eines verminderten O_2-Angebots kann durch das von Kessler et al. [101, 102, 105] entwickelte Konzept der Anpassung der Mikrozirkulation an den lokalen O_2-Bedarf erklärt werden. Nach dieser, durch Versuche an der Rattenleber in situ untermauerten Hypothese besteht die Adaptation an eine O_2-Mangelsituation in einer Umverteilung der Mikrozirkulation von kurzen, aufgrund des geringeren Gefäßwiderstandes primär besser perfundierten Kapillaren (Sinusoide) zugunsten von langen Kapillaren mit primär höherem Widerstand und geringerem Fluß. Eine wichtige Rolle wird dabei dem sympathikoadrenergen System beigemessen [101, 105]. Die bessere Ausnutzung des angebotenen O_2 durch eine Homogenisierung der Mikrozirkulation kommt sowohl in einer Abnahme des venösen pO_2 als auch, unter dem Aspekt des Gewebe-pO_2, in einem schmaleren, im übrigen aber normalen Histogramm zum Ausdruck. Die Ergebnisse unserer Untersuchungen, zusammen mit der oben postulierten sympathikoadrenergen Reaktion unter PEEP, stimmen mit den zu erwartenden Änderungen überein; sie können daher als Bestätigung des Kessler-Konzepts auch an der Hundeleber angesehen werden.

Das während PEEP 20 registrierte Histogramm zeigte eine leichte Linksverschiebung und eine Zunahme der Werte in der niedrigsten Klasse. Dies deutet darauf hin, daß die Regulationsmöglichkeiten der Mikrozirkulation bei einem um 50% verminderten O_2-Angebot überfordert waren. Daneben könnte aber auch die Erhöhung des Venendruckes zur Dilatation der Lebersinusoide mit Störungen der Mikrozirkulation bis hin zur Stase geführt haben. Eine irreversible Schädigung von Hepatozyten mit einem konsekutiven Zellödem [83] kann aber ausgeschlossen werden, da das pO_2-Histogramm nach PEEP eine deutliche Tendenz zur Normalisierung zeigte.

An der *Skelettmuskulatur* (M. sartorius) hatte PEEP 10 eine weniger homogene Form des pO_2-Summen-Histogramms zur Folge. Diese Veränderung stellt jedoch nur einen Überlagerungseffekt individuell unterschiedlicher, im einzelnen aber homogener Histogramme dar. Dieser Befund steht im Gegensatz zu der von Schroeder geäußerten Auffassung, daß im Skelettmuskel generell eine Tendenz zu inhomogener Mikrozirkulation bestehe [78].

Beurteilt man das Histogramm des gesamten Kollektivs im Sinne eines Mittelwertes, so bedeutet – gemessen an dem unter PEEP eher verminderten O_2-Angebot – die leichte Zunahme hoher pO_2-Werte ohne gleichzeitige Zunahme niedriger Werte dennoch eine Verbesserung der zellulären O_2-Versorgung, die über die bloße Kompensation eines nachlassenden O_2-Angebots hinausgeht. Auch diese Reaktion kann einem verstärkten Sympathikotonus zugeschrieben werden [78, 101]. Das während PEEP 20 registrierte Histogramm zeigte eine breite, mehrgipfelige Verteilung mit einer signifikanten Zunahme von Werten im Hypoxiebereich. Das Histogramm weist damit das typische Bild einer beginnenden Anoxie bei verminderter Perfusion, aber normalem arteriellen pO_2 (sog. „low flow anoxia" nach Kessler) auf, wenn auch so extreme Veränderungen wie beim hämorrhagischen Schock nicht erreicht werden [105]. – Die Zunahme hypoxischer pO_2-Werte hat möglicherweise noch eine zweite Ursache: Yokoyama et al. [220] wiesen am Modell der hinteren Extremität des Hundes mit Hilfe einer Auswaschmethode nach, daß bereits ein Anstieg des Venendruckes auf 20 cm H_2O zu einer Umverteilung der Mikrozirkulation im Sinne einer verminderten Perfusion nutritiver Größe führt. Da der zentrale Venendruck in unseren Untersuchungen bei PEEP 20 15,4 ± 4,0 cm H_2O betrug, erscheint diese Interpretation auch für die eigenen Ergebnisse anwendbar. Wie stark sich dieser Mechanismus aber tatsächlich auswirkte, kann nicht mit Sicherheit entschieden werden, da dies die Kenntnis der lokalen $AVDO_2$ voraussetzen würde.

Die nach PEEP beobachtete ausgeprägte Rechtsverschiebung des Histogramms ist ein deutlicher Hinweis auf eine zuvor eingegangene O_2-Schuld. Die Bedeutung der regulativen

Fähigkeiten der Mikrozirkulation wird dadurch unterstrichen, daß trotz eines gegenüber dem Ausgangswert um 13% verminderten O_2-Angebots eine wesentlich bessere O_2-Versorgung des Gewebes resultierte. Daß die festgestellte Optimierung der O_2-Verteilung nicht Folge einer generalisierten Vasodilatation i.S. einer reaktiven Hyperämie war, läßt sich auch dadurch belegen, daß der Gefäßwiderstand der Skelettmuskulatur in dieser Phase des Versuchs mit $2,9 \times 10^6$ dyn $\times$ s $\times$ cm^{-5}/100 g mit dem Kontrollwert identisch war. Hieraus muß geschlossen werden, daß die Funktion zentraler (Sympathikotonus) [101] wie peripherer Regulationsmechanismen (Autoregulation) [78, 101, 178] zumindest während PEEP 20 und nur für die Dauer der PEEP-Beatmung beeinträchtigt war. Die Abnahme des O_2-Angebots unter PEEP 20 (−38%) allein erklärt, angesichts der bei Versuchsende beobachteten Reaktion, kaum die Verschlechterung der O_2-Versorgung bei hohem PEEP.

2. Versuche an Tieren mit Ölsäure-induziertem Lungenödem (Gruppe II)

In den vorangegangenen Abschnitten wurde schon darauf hingewiesen, daß die im Sinne eines Lungenödems geschädigte Lunge eine Abschwächung der Auswirkungen von PEEP auf das kardiovaskuläre System erwarten läßt, da der vermehrte extravaskuläre Wassergehalt der Lunge die Dehnbarkeit des Gewebes herabsetzt und dadurch die Übertragung des intrapulmonalen Druckes auf die intrathorakalen Abschnitte des kardiovaskulären Systems mindert. Zudem sollte in unseren Untersuchungen anhand eines Modells, das den klinischen Indikationen zur PEEP-Beatmung weitgehend entspricht, geprüft werden, ob die hämodynamischen Nebenwirkungen von PEEP hinsichtlich des globalen wie des regionalen $\dot{V}O_2$ durch die zu erwartende Besserung der Lungenfunktion ausgeglichen werden können.

a) Lungenfunktion

Die nach Induktion des Lungenödems eingeschränkte Lungenfunktion wurde durch PEEP nahezu normalisiert. Die atemmechanischen Parameter Compliance und Resistance zeigten dabei nur geringe Unterschiede gegenüber den Werten, die bei Tieren mit gesunder Lunge während PEEP gemessen worden waren. Der transpulmonale Druckgradient war, verglichen mit den Verhältnissen bei gesunder Lunge, nur leicht erhöht. Diese Befunde sprechen dafür, daß die in erster Linie durch Atelektasen bedingte Abnahme der Compliance durch PEEP zumindest im Frühstadium eines Lungenödems weitgehend korrigiert werden kann [31]. Daraus ergibt sich aber gleichzeitig, daß sich der erhöhte intrapulmonale Druck annähernd wie bei einer gesunden Lunge auf das Herz und die intrathorakalen Gefäße übertragen kann [6, 24, 108, 157].

Die verbesserte Lungenfunktion kam vor allem in einer signifikanten Reduktion des ödembedingten $\dot{V}_A/\dot{Q}$-Mißverhältnisses und damit des intrapulmonalen Shunts $\dot{Q}_S/\dot{Q}_T$ zum Ausdruck. Wie schon bei der Besprechung der Ergebnisse der Gruppe I erwähnt wurde, darf das $\dot{V}_A/\dot{Q}$-Verhältnis aber nicht global, d.h. als ein für die ganze Lungen geltender einheitlicher Wert betrachtet werden; vielmehr bestehen aufgrund der Schwerkraft ausgeprägte regionale Unterschiede, die West zu der Einteilung der Lunge in 3 Zonen veranlaßt haben [216, 217]. So findet sich eine bevorzugte Ventilation in den höher gelegenen Lungenbezirken (Zone I) und eine bevorzugte Perfusion in den abhängigen Partien (Zone III). Diese Verteilung kann bei Vorliegen von kollabierten oder flüssigkeitsgefüllten Alveolen dadurch eine besondere Bedeutung erlangen, daß Überdruckbeatmung, insbesondere unter Anwendung von PEEP, die Tendenz hat, das intrapulmonale Blutvolumen von belüfteten Alveolen, die dem erhöhten intraalveolären Druck und daher dem Mechanismus eines Starling-Widerstandes ausgesetzt sind, zu unbelüfteten Alveolen zu verschieben, in deren Bereich der Widerstand der Lungenkapillaren nicht beeinflußt wird. Daraus kann eine Zunahme von $\dot{Q}_S/\dot{Q}_T$ resultieren [6, 80, 97, 155, 157], wenn der Anstieg der funktionellen Residualkapazität unter PEEP im wesentlichen nicht auf einer Wiedereröffnung kollabierter Alveolen („recruitment"), sondern lediglich auf einer Volumenzunahme schon zuvor belüfteter Alveolen beruht.

Unter diesem Gesichtspunkt wurden die eigenen Ergebnisse daraufhin überprüft, ob die erwartete und im einzelnen auch nachweisbare bevorzugte Perfusion der abhängigen Lungenpartien (entsprechend Zone III) gegenüber den Zonen I und II durch PEEP ausgeglichen wurde. Diese Auswertung war allerdings nur im Rahmen derjenigen Versuche (n = 4) möglich, bei denen über einen hohen AVA-Shunt ein hinreichender Teil der linksatrial injizierten MS in den Lungenkreislauf gelangt war; es wurde davon ausgegangen, daß bei einem globalen AVA-Shunt von $\geq$ 10% des HZV die in der Lunge gemessene Radioaktivität im wesentlichen aus dem Pulmonalkreislauf und nur zu einem kleinen Teil aus dem Bronchialkreislauf stammt, dessen Anteil am HZV auf 3% geschätzt wird [68, S. 250]. Die Ergebnisse zeigten eine deutliche Abnahme der Perfusion ventraler Lungenpartien (entsprechend Zone I) bei annähernd unveränderter Perfusion dorsaler Lungenpartien (entsprechend Zone III), d.h. eine weitere Umverteilung des intrapulmonalen Blutvolumens zugunsten der abhängigen Partien. Eine Überprüfung der Verhältnisse in der Gruppe I brachte das gleiche Ergebnis. Unter Berücksichtigung dieser Befunde läßt sich die Verminderung von $\dot{Q}_S/\dot{Q}_T$ nur dadurch erklären, daß bei akutem Lungenödem ein den intrapulmonalen Shunt begründendes $\dot{V}_A/\dot{Q}$-Mißverhältnis von $\leq$ 0,8 in der Zone III (und II?) durch PEEP korrigiert wird; gleichzeitig bedeutet aber der weitere Anstieg des schon physiologischerweise über 0,8 liegenden $\dot{V}_A/\dot{Q}$-Verhältnisses in der Zone I eine zunehmende Totraumventilation, die durch die Blutgasanalyse nicht erfaßt wird [197]. Hammon et al. [70] haben diesen Effekt an der Ölsäure-geschädigten Lunge des Pavians nachgewiesen. PEEP führt somit zu einer Verschiebung der Zonen in Richtung der abhängigen Lungenpartien.

b) Gesamthämodynamik und O_2-Transport

Wie bei den Tieren mit gesunder Lunge beeinträchtigte PEEP auch in der Gruppe II die Herz-Kreislauf-Funktion erheblich; dies äußerte sich in einem Abfall des HZV, der mit dem in Gruppe I nahezu identisch war, in einer leichten Abnahme des MAP sowie in einem deutlichen Anstieg des PVR; alle Änderungen waren signifikant. Die relative Zunahme des PVR unter PEEP 10 (+53%) war weniger ausgeprägt als in der Gruppe I (+110%). Dies ist dadurch zu erklären, daß schon die Entwicklung des Lungenödems durch die Verminderung des transmuralen Lungenkapillardruckes [88, 125, 143, 218], insbesondere aber über eine pulmonale Vasokonstriktion bei alveolärer Hypoxie [30, 50, 53, 139, 161, 173], möglicherweise auch aufgrund einer arteriellen Hyperkapnie [161] einen signifikanten Anstieg des PVR bewirkt hatte. Während PEEP die Intensität der genannten vasokonstriktorischen Stimuli reduzierte, war bei fortbestehendem interstitiellem Ödem und zusätzlicher Auswirkung des erhöhten intraalveolären Druckes auf die Kapillaren als Nettoeffekt nur eine mäßige Zunahme des PVR zu beobachten. Der stärker ausgeprägte Anstieg des PVR bei PEEP 20 spiegelte dann die Tatsache wider, daß die positiven Effekte auf das pulmonale Gefäßsystem gegenüber den negativen Auswirkungen fast völlig zurücktraten.

Trotz verbesserter Lungenfunktion fand sich eine Abnahme des $\dot{V}O_2$, die das gleiche Ausmaß der Verminderung des HZV annahm, da der C_aO_2 unter PEEP konstant blieb. Die durch Volumensubstitution mit Dextran 60 bedingte geringfügige Hämodilution mit einem Abfall des Hämatokrits von 45 auf 41% bzw. 39% einerseits und die bessere arterielle Oxygenierung andererseits hielten sich also hinsichtlich des C_aO_2 die Waage.

Im Gegensatz zur Gruppe I fiel der PVR nach Übergehen von PEEP auf IPPB nicht auf den Ausgangswert ab, sondern zeigte noch einen weiteren leichten Anstieg. Auch hierfür ist in erster Linie eine Vasokonstriktion infolge der nun wieder einsetzenden, hochgradigen alveolären Hypoxie verantwortlich zu machen, daneben eine mögliche Zunahme des interstitiellen Ödems gegenüber der Versuchsphase II (Lungenödem ohne PEEP). Die Beobachtung, daß in einem Kontrollversuch ohne PEEP-Beatmung der PVR trotz unverändert hoher $\dot{Q}_S/\dot{Q}_T$-Werte und eines konstanten HZV nach einiger Zeit wieder sank und somit ein Escape-Phänomen zeigte, spricht jedoch für ein Überwiegen der funktionellen, wahrscheinlich noradrenalinvermittelten Komponente [30] gegenüber der morphologischen. Ebenso zeigen unsere histologischen Befunde (Professor Dr. Löhrs, Pathologisches Institut der Universität München), daß das — verhältnismäßig geringe — interstitielle Ödem allein die extreme pulmonale Hypertonie bei Versuchsende nicht erklären kann. Das Persistieren der pulmonalen Hypertonie erscheint auch als einer der Gründe dafür, daß das HZV in der abschließenden Phase des Versuchs zwar anstieg, den Kontrollwert aber nicht wieder erreichte.

c) Regionale Organdurchblutung

Bei der Besprechung des RBF stellt sich zunächst die Frage, inwieweit sich unter Kontrollbedingungen, d.h. nach Induktion des Lungenödems, aber vor Anwendung von PEEP, Unterschiede in der regionalen Verteilung des HZV gegenüber der Gruppe I manifestierten.

Eine Übersicht hierüber gibt Tabelle 18. Sie zeigt in der Lungenödemgruppe gegenüber dem Kontrollkollektiv bei einem deutlich, aber nicht signifikant niedrigeren Herzindex eine bevorzugte Perfusion von Gehirn, Herz, Niere und Nebenniere, während sich hinsichtlich Magen und Pankreas schon eine beginnende Minderdurchblutung abzeichnet. Die übrigen Organe im Splanchnikusbereich lassen keine nennenswerten Unterschiede erkennen. Insgesamt ergibt sich das Bild einer sich anbahnenden Kreislaufzentralisation bei sympathikoadrenerger Reaktion.

c 1. Durchblutung des Gehirns

Die Durchblutung des *Gehirns* (CBF) verminderte sich während PEEP, was mit großer Wahrscheinlichkeit nicht auf die eingeschränkten Kreislaufverhältnisse, sondern auf die PEEP-bedingten Änderungen des paO_2 und des $paCO_2$ mit ihren Auswirkungen auf den zerebralen Gefäßwiderstand zurückzuführen war. Unter PEEP 10 blieb der Anteil des CBF am HZV unverändert bei 2,1%, stieg aber — bei weiter abfallendem HZV — unter PEEP 20 signifikant auf 3,2%. Die Abnahme des RBF betraf alle untersuchten Anteile des Gehirns in gleichem Ausmaß; lediglich der ausgeprägte Anstieg des CBF nach PEEP führte zu einer Umverteilung zugunsten von Hirnrinde, Kleinhirn und Hirnstamm (Tabelle 17, S. 34).

Vergleicht man die während PEEP gemessenen CBF-Werte der beiden Gruppen miteinander, so zeigt sich eine etwas niedrigere Organdurchblutung in der Lungenödemgruppe, ohne daß paO_2 und $paCO_2$ hierfür eine Erklärung bieten. Während Beatmung mit PEEP 20 war möglicherweise bei deutlich verringertem zerebralem Perfusionsdruck die Grenze der

Tabelle 18. Gesamthämodynamische Parameter und Verteilungsmuster des HZV bei Tieren mit gesunder Lunge *(Gruppe I)* bzw. mit Ölsäure-induziertem Lungenödem *(Gruppe II)* während IPPB-Beatmung. Die auf den RBF bezogenen Zahlen geben den Anteil des betreffenden Organs in % des HZV an. Wegen des – geringen – Unterschiedes des mittleren Körpergewichts der beiden Gruppen (18,9 ± 1,8 bzw. 20,1 ± 1,7 kg) wurde das HZV auf die Körperoberfläche bezogen und als Herzindex (CI) angegeben

	Gruppe I	Gruppe II
CI ($l/min \times m^2$)	3,69	2,72
MAP (mmHg)	133	136
TPR ($dyn \times s \times cm^{-5}$)	4164	5103
Gehirn	1,4	2,1
Herz, gesamt	5,3	8,2
Herz, LV (freie Wand)	2,4	4,0
Herz, RV (freie Wand)	0,7	0,9
Niere	18,9	30,7
Leber (A. hepatica)	4,1	4,4
Magen	2,3	1,8
Dünndarm	9,4	9,1
Dickdarm	2,9	2,7
Pankreas	0,8	0,4
Milz	4,7	3,8
Schilddrüse	0,04	0,05
Nebenniere	0,20	0,43

Autoregulation erreicht [1], bei PEEP 10 kann dies aber keine nennenswerte Rolle gespielt haben.

c 2. Herzdurchblutung

Am *Herzen* waren die Änderungen des RBF wie in der Gruppe I Ausdruck der unterschiedlichen Belastung der beiden Ventrikel. Trotz einer leichten Zunahme des Anteils am HZV sank die Durchblutung des LV um 23% (PEEP 10) bzw. 45% (PEEP 20); bei annähernd unverändertem C_aO_2 entsprach die Abnahme des $\dot{V}O_2$ dem Rückgang des koronaren Blutflusses. Die Relation von RBF bzw. $\dot{V}O_2$ zur äußeren Herzarbeit änderte sich wiederum in dem Sinne, daß pro Einheit des angebotenen O_2 eine geringere Herzarbeit geleistet wurde. Allerdings zeichnet sich ein etwas anderes Bild ab, wenn man den TTI zum $\dot{V}O_2$ in Relation setzt: Der Quotient TTI : $\dot{V}O_2$ stieg leicht, aber nicht signifikant an; dies bedeutet eine geringfügige Verschlechterung des Verhältnisses von O_2-Angebot und O_2-Bedarf. Neben diesen Änderungen bestanden, im Gegensatz zur Gruppe I, unter PEEP 20 Anzeichen einer beginnenden subendokardialen Ischämie, die sich in einem signifikanten Abfall der sogenannten Endo/Epi-Ratio äußerten, wenn auch die untere Grenze des Normbereiches (0,8–1,0) noch nicht unterschritten wurde. Die Änderungen waren nur teilweise reversibel.

Für den RV errechnete sich bei einer mäßiggradigen Abnahme des absoluten RBF ein (unter PEEP 20 signifikanter) Anstieg des Anteils am HZV. Während das Verhältnis von O_2-Angebot zur Herzarbeit nur geringfügig zunahm und somit eine etwas niedrigere Effizienz der Myokardfunktion anzudeuten schien, verschob sich die Relation TTI : $\dot{V}O_2$ deutlich im Sinne einer Minderperfusion: Sie stieg von 135 : 1 auf 174 : 1 (p ≤ 0,05) bzw.

256 : 1 (p ≤ 0,05). Ein am LV nur angedeutetes Mißverhältnis zwischen O_2-Angebot und O_2-Bedarf war somit am RV erheblich stärker ausgeprägt. Die Koronardurchblutung im Bereich des RV wird daher aufgrund der früher erörterten Pathomechanismen als limitierender Faktor für die Herzfunktion während PEEP-Beatmung angesehen.

c 3. Durchblutung der Nierenrinde

Die Durchblutung der *Nierenrinde*, in der Kontrollphase trotz des Lungenödems und seiner Folgen für das Herz-Kreislauf-System noch im Normbereich liegend, wurde durch PEEP wesentlich stärker reduziert als in der Gruppe I. An der Niere zeigte sich somit deutlicher als an den bisher besprochenen Organen Gehirn und Herz der Unterschied in der hämodynamischen Gesamtsituation zwischen den beiden Gruppen. So war während PEEP 10 der renale Blutfluß noch mit dem in Gruppe I vergleichbar; die Abnahme des MAP unter PEEP 20 führte aber bei einigen Tieren mit Werten unter 100 mmHg offenbar an die Grenzen der Autoregulation. Eine noch größere Bedeutung dürfte einer Vasokonstriktion als Folge der zunehmenden Kreislaufzentralisation zukommen.

Nach PEEP war trotz einer Stabilisierung der Hämodynamik ein weiterer, auffälliger Rückgang der Nierenrindendurchblutung zu beobachten. Berücksichtigt man die ausgeprägte arterielle Hypoxie während der letzten Phase des Versuchs, so bestätigt dieses Phänomen die Auffassung von Thurau [203] und anderen Autoren [111, 114, 189], daß auch eine hypoxiebedingte Stimulation der Chemorezeptoren in Karotis und Aorta — bei normalem arteriellen Druck — eine neurogene Vasokonstriktion der Nierenarteriolen hervorrufen kann. Für eine derartige Reaktion scheint allerdings eine extreme Hypoxie Voraussetzung zu sein, wie sie erst in der letzten Phase des Versuchs mit einem mittleren paO_2 von 44 ± 7 mmHg und einer S_aO_2 von 66 ± 14% gegeben war.

c 4. Organdurchblutung im Splanchnikusbereich

In der Gruppe II war die *Magendurchblutung*, verglichen mit dem Ausgangswert der Gruppe I, schon vor der Installation von PEEP erheblich reduziert. PEEP 10 bewirkte dennoch einen weiteren Rückgang um 50%, der sich allerdings unter PEEP 20 nicht mehr fortsetzte. Diese Beobachtung sowie die Tatsache, daß die während PEEP ermittelten RBF-Werte nur 30% der eigenen „Normalwerte" (Gruppe I, Phase I) betragen, legen den Schluß nahe, daß eine nahezu maximale Vasokonstriktion vorlag.

Der Gegensatz zwischen der ausgeprägten Reduktion der Magendurchblutung einerseits und dem vergleichsweise wenig beeinträchtigten RBF von *Dünn- und Dickdarm*, der schon in der Gruppe I festzustellen war, bestätigte sich auch bei der Lungenödemgruppe. Wenn unsere Ergebnisse auch für den Dickdarm eine dem HZV proportionale Abnahme des RBF zeigen, so steht jedenfalls das ischämiebedingte Risiko intestinaler Schleimhauterosionen wesentlich hinter dem einer Läsion der Magenmukosa zurück.

Die arterielle Durchblutung der *Leber* wies wie in Gruppe I — bei im Mittel HZV-proportionaler Abnahme — hinsichtlich der absoluten Höhe und der PEEP-induzierten Änderungen starke individuelle Schwankungen auf. Dieser Befund entspricht auch den Beobachtungen anderer Autoren. Da die Leber bei schlechter Perfusion zu den besonders gefährdeten Organen gezählt wird [68, S. 357; 128], erhält eine, wenn auch nur in wenigen Fällen festgestellte Reduktion der arteriellen Leberdurchblutung auf 5 bis 30% des Ausgangswertes ihr Gewicht.

Der RBF des *Pankreas* ließ insofern eine deutliche Parallele zu dem des Magens erkennen, als bereits der Ausgangswert weit unter der Norm lag. Trotzdem führte PEEP zu einem ausgeprägten weiteren Rückgang, so daß schließlich ein extrem niedriger RBF resultierte, der 16% des Kontrollwertes der Gruppe I entsprach. Bei einer so hochgradigen Ischämie des Pankreas können Störungen der endokrinen Funktionen oder auch die Entwicklung einer Pankreatitis als Folge lokaler Nekrosen mit Sicherheit nicht ausgeschlossen werden. In diesem Zusammenhang sei an die Feststellung von Qvist erinnert, daß auch bei längerer Beobachtungsdauer (8 h) keine Adaptation des kardiozirkulatorischen Systems an die hämodynamischen Nebenwirkungen von PEEP festzustellen war [160].

Die *Milz* reagierte mit einer überproportionalen Verringerung des RBF — bei schon erniedrigten Ausgangswerten — als „Schockorgan", während sie in der Gruppe I ihren Anteil am HZV sehr konstant hielt. Der leichte Anstieg des RBF nach PEEP spiegelte bei unverändertem Gefäßwiderstand nur den Anstieg des Perfusionsdruckes, nicht aber eine nachlassende Vasokonstriktion wider.

Aufgrund der unterschiedlichen hämodynamischen Ausgangssituation lag der aus der Summe des präportalen RBF ermittelte Pfortaderfluß in der Kontrollphase mit 17 ± 3% des HZV geringfügig unter dem entsprechenden Wert der Gruppe I (22 ± 7%). In Analogie zu dieser Gruppe änderte sich der Anteil des Pfortaderflusses am HZV während PEEP aber nicht.

c 5. Durchblutung endokriner Organe: Schilddrüse, Nebenniere

Die Verminderung der *Schilddrüsendurchblutung* lag mit −42% bzw. −82% in der gleichen Größenordnung wie in der Gruppe I; sie war innerhalb der Beobachtungsdauer nach PEEP nur teilweise reversibel. Diesen Änderungen wird aber, wie in der Gruppe I, keine große Bedeutung für die Funktionen des Gesamtorganismus oder des Herzens beigemessen, soweit PEEP nur über kürzere Zeit angewendet wird.

Die *Nebenniere* erfuhr eine HZV-proportionale Abnahme des RBF; dieser Befund wird jedoch dadurch relativiert, daß der Ausgangswert wesentlich über dem der Gruppe I lag. Die Änderungen der Nebennierendurchblutung erlauben Rückschlüsse auf die Aktivität des sympathikoadrenergen Systems als Reaktion auf pulmonale und kardiale Streßfaktoren. Während für die Gruppe I unter Kontrollbedingungen eine außergewöhnliche Stimulation des Sympathikus mit hinreichender Sicherheit ausgeschlossen werden kann und erst mit Einsetzen der PEEP-Beatmung eine bevorzugte Durchblutung der Nebenniere festzustellen war, bedeutet in der Gruppe II schon die Induktion des Lungenödems einen starken sympathischen Reiz mit einer — insbesondere im Vergleich zum HZV — ausgeprägten Zunahme der Nebennierenperfusion. Die in dieser Gruppe besonders starke Einschränkung des HZV unter PEEP 20 führte aber zu einer Steigerung der Kreislaufzentralisation, die selbst die Nebennieren nicht mehr aussparte. Diese Entwicklung kann durch die Elimination des primär wirksamen Hypoxiereizes auf den symapthikoadrenergen Tonus [14] gefördert worden sein. Auch Manny et al. [134] fanden unter vergleichbaren Bedingungen eine Abnahme der Nebennierendurchblutung. Dies bedeutet insofern keinen Widerspruch mit der postulierten Streßsituation, als die sympathische Stimulation lebenswichtiger Organe über nervale *und* humorale Reize, die auch unabhängig voneinander funktionsfähig bleiben, eine ausreichende Sicherheit bietet [68, S. 768]. Zudem ist anzunehmen, daß die Nebenniere selbst bei reduzierter Durchblutung noch in der Lage ist, durch vermehrte Extraktion von O_2 und Substrat ihre endokrinen Funktionen zu erfüllen.

c 6. Skelettmuskulatur und Fettgewebe

An der *Skelettmuskulatur* war nur während PEEP 20 eine mäßiggradige Abnahme des RBF
($p \leqslant 0,05$) nachweisbar, die — rechnerisch — etwa zu gleichen Teilen auf einer Abnahme des
Perfusionsdruckes und einer Erhöhung des Gefäßwiderstandes beruhte. Nach PEEP fand
sich eine deutliche Abnahme des Gefäßwiderstandes mit reaktiver Hyperämie, die aber als
autoregulatorisches Phänomen auch im Zusammenhang mit der arteriellen Hypoxie während
der letzten Versuchsphase zu sehen ist.

Das subkutane *Fettgewebe* ließ bei sehr niedrigen Ausgangswerten keine signifikanten
Änderungen der Durchblutung erkennen; hier lag wahrscheinlich schon bald nach der Entwicklung des Lungenödems eine maximale Vasokonstriktion mit druckpassiver Perfusion
vor, die dann über die gesamte Versuchsdauer anhielt.

d) Gewebe pO_2 an Leber und Skelettmuskulatur

Die pO_2-Histogramme der Leber deuteten, mit Ausnahme einer leichten Verbesserung während PEEP 10 gegenüber der vorangegangenen Phase (Lungenödem ohne PEEP), eine fortschreitende Verschlechterung der O_2-Versorgung des Gewebes an. Aufgrund der im Gegensatz zur Gruppe I fehlenden Reversibilität der Veränderungen fällt es schwer, zwischen
den Auswirkungen von PEEP einerseits und einer spontan progredienten Störung kardio-
pulmonaler Funktionen andererseits zu differenzieren.

Legt man nur das quantifizierbare O_2-Angebot über die A. hepatica zugrunde und läßt
man den portalvenösen $\dot{V}O_2$, dessen Höhe wegen des unbekannten pO_2 nur zu schätzen
wäre, außer acht, so bedeutet die leichte Besserung des pO_2-Histogramms unter PEEP 10
eine wesentlich bessere Ausnutzung des um 25% verminderten O_2-Angebots. Voraussetzung für eine derartige Ökonomisierung der peripheren O_2-Versorgung ist eine Umverteilung der Mikrozirkulation entsprechend den Vorstellungen von Kessler et al. [105]. Eine
weitere Bedingung scheint aber auch die Korrektur einer zuvor bestehenden arteriellen
Hypoxie zu sein, ohne die die Wirksamkeit regulativer Vorgänge auf der Ebene der Mikrozirkulation begrenzt bleiben muß. Die Beobachtungen, die bei den Tieren mit Lungenödem gemacht wurden, zeigen somit einen neuen Aspekt auf, der sich in der Gruppe I
nicht manifestierte: Selbst bei einer genauen Ermittlung des regionalen O_2-Angebots auf der
Grundlage des RBF ist die Aussagekraft des $\dot{V}O_2$ für die O_2-Versorgung des Gewebes
beschränkt. Auch die Berechnung des O_2-Verbrauchs kann, selbst bei selektiver Bestimmung
für ein einzelnes Organ, zu Fehlschlüssen führen, da eine sog. O_2-Kurzschlußdiffusion zwischen arteriellem und venösem Schenkel von zwei parallel verlaufenden, aber gegensinnig
perfundierten Kapillaren, wie sie für die Leber postuliert werden, einen hohen venösen pO_2
bewirken kann [67], der eine Mangelsituation verdeckt. Erst die lokale pO_2-Messung zeigt
auf, in welchem Umfang der arteriell zugeführte O_2 der Zelle über die Mikrozirkulation zur
Verfügung gestellt wird.

In Analogie zur Gruppe I zeigen die pO_2-Messungen, daß auch bei den Tieren mit Lungenödem die Regulationsmechanismen der Mikrozirkulation die starke Abnahme des $\dot{V}O_2$
unter PEEP 20 nicht mehr kompensieren konnten. Nach PEEP resultierten der verbesserte
RBF einerseits und der reduzierte C_aO_2 andererseits in einem mit der PEEP-20-Phase identischen regionalen $\dot{V}O_2$; dennoch stellte sich eine weitere Verschlechterung des pO_2-Histo-
gramms ein. Die Störungen der Mikrozirkulation, die für die Diskrepanz zwischen den beiden
Histogrammen bei gleichem $\dot{V}O_2$ verantwortlich zu machen sind, könnten ihre Erklärung in

einem Zellödem der Hepatozyten aufgrund der vorangegangenen Minderperfusion und lokalen Hypoxie [105, 128] oder in einer ausgeprägten Hyperkapnie [197] finden. Die Reversibilität der vergleichbaren Linksverschiebung des Histogramms während PEEP 20 in Gruppe I spricht aber gegen diese Erklärung. Schließlich ist an die Möglichkeit zu denken, daß
ein Teil der i.v. injizierten Ölsäure die Lungenstrombahn passierte und toxische Wirkungen in den Organen des Systemkreislaufes entfaltete; die stichprobenartig durchgeführten
histologischen Untersuchungen von Herz, Niere und Leber ergaben aber hierfür keinen Anhalt. So kommen als wesentliche Ursache der gestörten Mikrozirkulation nur die Folgen
des gestörten Gasaustausches in der Lunge, sei es die Hypoxie per se oder die Hyperkapnie,
in Betracht.

Der pO_2 der *Skelettmuskulatur* zeigte gleichartige Veränderungen wie derjenige der Leber. Wie bei den anderen, bisher besprochenen pO_2-Messungen bei den Gruppen I und II
brachte PEEP 20 eine einschneidende Veränderung i.S. einer Zunahme hypoxischer Werte,
obwohl in diesem Falle keine Linksverschiebung des gesamten Histogramms resultierte. Nach
Kessler et al. [105] entspricht dieses Bild einer Zentralisation der Restversorgung, was sich
auch in einem akuten Anstieg des während PEEP 10 noch unveränderten Gefäßwiderstandes
der Skelettmuskulatur widerspiegelt. – Auch hier deutet die nach PEEP zu beobachtende
Linksverschiebung des Histogramms, die trotz einer leichten Zunahme des lokalen $\dot{V}O_2$ eintrat, in auffälligem Gegensatz zur Gruppe I darauf hin, daß die Fähigkeit der Mikrozirkulation zur Optimierung der O_2-Versorgung infolge des niedrigen paO_2 nach PEEP schwerwiegend gestört war.

Zusammenfassend wird aus dieser Beobachtung, die mit den an der Leber erhobenen
Befunden übereinstimmt, geschlossen, daß hohe Stufen von PEEP zwar mit der optimalen
Nutzung eines gegebenen O_2-Angebots interferieren können, wofür die Muskel-pO_2-Histogramme der Gruppe I ein Beispiel bieten; für die Beurteilung des Nutzens von PEEP ist es
aber von mindestens gleicher Bedeutung, daß eine ausgeprägte arterielle Hypoxie und Hyperkapnie die Adaptation der Mikrozirkulation an ein vermindertes O_2-Angebot noch stärker
beeinträchtigen können. Ob diese Aussage auch für andere Organe zutrifft, kann aufgrund
der eigenen Ergebnisse nicht entscheiden werden; die gleichartige Reaktion an zwei verschiedenen Gewebearten legt diese Schlußfolgerung nahe.

III. Relevanz der Ergebnisse für die klinische Anwendung von PEEP

Die Diskussion der hämodynamischen Nebenwirkungen von PEEP unter klinischen Bedingungen läßt bisweilen den Eindruck entstehen, daß eine nennenswerte Verminderung des
HZV nur in wenigen Fällen zu erwarten sei. Die Analyse der untersuchten Patientenkollektive zeigt aber, daß PEEP die Herzfunktion signifikant beeinträchtigen kann [3, 8, 26, 43,
115, 152, 154, 156, 170, 219], wobei jedoch das Auftreten und der Schweregrad negativer
hämodynamischer Folgen von gut definierbaren Parametern abhängen. Im einzelnen werden
die zur Diskussion stehenden Punkte sehr unterschiedlich bewertet. Auf die Auswirkungen
des Füllungszustandes der Gefäße wurde schon an anderer Stelle eingegangen. Der Lungencompliance als dem entscheidenden Faktor für den transpulmonalen Druckgradienten messen Harken et al. [72], Kirby et al. [108] und Powers et al. [157] eine große Bedeutung
bei, während Scharf und Ingram [174] hierin keine überzeugende Erklärung für die divergierenden hämodynamischen Reaktionen auf PEEP sehen. Die Tatsache, daß bei Patienten mit Lungenemphysem und entsprechend niedrigem transpulmonalen Druckgradienten

besonders gravierende hämodynamische Störungen zu beobachten sind, spricht aber für die Bedeutung dieses Faktors.

In eine andere Richtung deuten die Ergebnisse klinischer Studien, wenn die hämodynamischen Änderungen zum PLA (vor Anwendung von PEEP) in Beziehung gesetzt werden. Der Einfluß dieses Parameters tritt besonders dann in Erscheinung, wenn Kollektive mit unterschiedlichem PLA verglichen werden, wie dies im Rahmen eines herzchirurgischen Krankengutes möglich ist. Patienten mit hohem PLA, insbesondere nach Korrektur eines Mitralvitiums, tolerieren PEEP besser als Kranke mit normalem PLA, z.B. nach Aortenklappenersatz. Eine Erklärung findet diese Beobachtung in zwei Tatsachen: Zum einen fällt bei hohem PLA die Zunahme des intrapleuralen Druckes und damit die Verminderung des transmuralen PLA unter dem Gesichtspunkt des effektiven linksventrikulären Füllungsdruckes weniger ins Gewicht [205]. Daneben impliziert die Tatsache, daß sich der intraalveoläre Abschnitt der Lungenstrombahn wie ein Starling-Widerstand verhält, daß bei hohem PLA auch unter hohen Atemwegsdrucken ein größerer Teil der Lungenkapillaren offen bleibt und der Anstieg des PVR begrenzt wird.

Schließlich kann PEEP geradezu einen therapeutischen Effekt auf die Herzfunktion ausüben, wenn eine ausgeprägte Linksinsuffizienz vor Applikation von PEEP den limitierenden Faktor darstellt. Die Verminderung der Vorlast, die auf der Erhöhung des intrathorakalen Druckes und des PVR beruht, reduziert die Wandspannung des LV und infolgedessen den O_2-Bedarf des Myokards. Außerdem arbeitet der LV unter diesen Bedingungen auf einem weiter links liegenden Teil der Starling-Kurve. Eine Verschiebung auf dem flachen „Gipfel" der Kurve läßt zumindest keine wesentliche Abnahme des Schlagvolumens, eine Linksverschiebung vom rechten, abfallenden Teil der Kurve aus sogar eine Zunahme des Schlagvolumens erwarten [6, 71, 72, 108, 119]. — Die hämodynamische Ausgangssituation, unter der eine PEEP-Beatmung eingeleitet wird, stellt somit einen entscheidenden Faktor für die Reaktion des Herz-Kreislauf-Systems auf den erhöhten intrapulmonalen und intrapleuralen Druck dar.

Diese Feststellung schließt aber nicht aus, daß selbst bei nur geringfügig vermindertem oder unverändertem HZV allein aufgrund der Erhöhung des Venendruckes Änderungen des RBF, der lokalen O_2-Versorgung oder eine anderweitig bedingte Beeinflussung der Organfunktion eintreten können. Ohne daß an dieser Stelle nochmals auf Einzelheiten eingegangen werden soll, sei an die PEEP-bedingte Zunahme des intrakraniellen Druckes und die Abnahme des zerebralen Perfusionsdruckes mit möglichen Auswirkungen auf die Hirndurchblutung bei degenerativen Gefäßerkrankungen erinnert. In dem gleichen Sinn sei auf die offenkundig vom Venendruck abhängige Umverteilung des intrarenalen Blutflusses, die Beeinflussung der arteriellen Leberdurchblutung und das möglicherweise erhöhte Risiko akuter Erosionen der Magenschleimhaut hingewiesen.

Die therapeutischen Bemühungen konzentrieren sich naturgemäß fast ausschließlich auf die Steigerung eines reduzierten HZV durch Volumensubstitution oder die Applikation positiv inotroper Substanzen wie Dopamin und Dobutamin. Für diese Pharmaka wurde darüber hinaus ein günstiger Effekt auf die Nierenfunktion (glomeruläre Filtrationsrate, Na^+- und Wasserausscheidung) nachgewiesen [8, 10, 75]. Andererseits kann eine derartige Medikation den intrapulmonalen Shunt erhöhen und somit dem angestrebten therapeutischen Effekt von PEEP entgegenwirken [12, 162].

Das von Suter inaugurierte Konzept des „best PEEP" berücksichtigt den Nettoeffekt von PEEP auf den O_2-Transport als der Resultanten aus Lungenfunktion und Hämodynamik [24, 55, 197]. Das Konzept schließt aber, selbst in Verbindung mit dem tatsächlichen

O_2-Verbrauch, eine mögliche lokale Minderperfusion und Hypoxie nicht aus, da globaler $\dot{V}O_2$ und $\dot{Q}O_2$ nur eine summarische Beurteilung der O_2-Versorgung des Gewebes zulassen — ein Aspekt, auf den Suter selbst hinweist [197]. Die Beantwortung der Frage, ob die klinische Anwendung der lokalen pO_2-Messung diesen Unsicherheitsfaktor vermindern kann [178], erscheint zur Zeit noch verfrüht.

Wertet man nach Powers et al. [157] die Zunahme des O_2-Verbrauchs als wesentliches Kriterium einer „idealen" Beatmungstherapie, so erscheinen das HZV sowie arterieller und gemischt-venöser O_2-Gehalt unter den derzeitigen Voraussetzungen als die wesentlichen Parameter für die Effizienz von PEEP. Die Funktionen, vor allem vitaler Organe, müssen aber als gleichwertige Kriterien hinzutreten; sie bedürfen daher einer sorgfältigen Überwachung. Die ausschließliche Kontrolle der arteriellen Blutgase und der arteriellen Drukke muß als unzureichend angesehen werden, da selbst eine weitgehende Abnahme des HZV mit dem Risiko einer regionalen Minderperfusion und Hypoxie verborgen bleiben kann. Dies gilt insbesondere für die längerdauernde Applikation höherer Stufen von PEEP ($> 15–20$ cm H_2O). Aus diesen Feststellungen darf aber nicht die Schlußfolgerung abgeleitet werden, daß der Bereich der Indikationen für PEEP eingeengt werden müßte: Die Anwendung von PEEP mit niedrigen Drucken ($3–5$ cm H_2O) — im Sinne einer Atelektaseprophylaxe — erscheint gerade nach thorax- und herzchirurgischen Eingriffen sinnvoll; in diesem Zusammenhang ist vor allem an Ventilationsstörungen der Lunge nach Anwendung der extrakorporalen Zirkulation („Perfusionslunge") zu denken [3, 10, 137, 192, 199]. Der therapeutische Einsatz von PEEP kann in vielen Fällen einer ARI ohnehin unumgänglich sein [6, 157].

E. Zusammenfassung

Die Beatmung mit PEEP führt zwar bei der akuten respiratorischen Insuffizienz (ARI) zu einer deutlichen Besserung der Lungenfunktion, kann aber die Herz-Kreislauf-Funktion erheblich beeinträchtigen. Die damit verbundenen Auswirkungen auf die regionale Organdurchblutung (RBF) waren bisher weitgehend unbekannt. Daher wurde das Verhalten des RBF vor, während und nach Beatmung mit PEEP 10 (cm H_2O) und PEEP 20 (cm H_2O) mit Hilfe der Microspheres-Methode tierexperimentell untersucht.

Die Versuche wurden an je 10 pentobarbitalnarkotisierten Hunden mit gesunder Lunge (Gruppe I; mittleres KG 18,9 ± 1,8 kg) bzw. mit Ölsäure-induziertem Lungenödem als Modell der ARI (Gruppe II; mittleres KG 20,6 ± 1,7 kg) vorgenommen. Neben der Messung des RBF wurden die relevanten Parameter der Lungenfunktion und der Gesamthämodynamik erfaßt; außerdem wurde mittels der Platinmehrdrahtelektrode der Gewebe-pO_2 an Leber und Skelettmuskulatur gemessen. In der Gruppe I führte PEEP, trotz Volumensubstitution, zu einer signifikanten Abnahme des Herzzeitvolumens um 26% (PEEP 10) bzw. 43% (PEEP 20), zu einem mäßiggradigen Anstieg des peripheren Gefäßwiderstandes und einer ausgeprägten Zunahme des pulmonalen Gefäßwiderstandes; der arterielle Mitteldruck änderte sich nicht. Trotz eines deutlich reduzierten intrapulmonalen Shunts und verbesserter arterieller Oxygenierung sank der O_2-Transport signifikant ab.

PEEP führte zu einer Umverteilung des verringerten HZV zugunsten von Gehirn, Herz — insbesondere des rechten Ventrikels —, Niere, Nebenniere, Darm und Skelettmuskulatur. Der RBF von Leber und Milz sank proportional zum HZV, der von Magen, Pankreas, Schilddrüse und Fettgewebe überproportional. — Der Gewebe-pO_2 an Leber und Skelettmuskulatur besserte sich unter PEEP 10 grenzwertig, verschlechterte sich bei PEEP 20 aber deutlich. Die beschriebenen Veränderungen waren nach Absetzen von PEEP reversibel.

In der Gruppe II bewirkte die Entwicklung des hämorrhagischen Lungenödems eine signifikante Verschlechterung nahezu aller Funktionen der Lunge und des Herz-Kreislauf-Systems. Während die Lungenfunktionsstörungen durch PEEP weitgehend korrigiert wurden, war gleichzeitig eine weitere, signifikante Beeinträchtigung der Hämodynamik und des O_2-Transports zu beobachten, deren Ausmaß derjenigen in der Gruppe I entsprach.

Das Verteilungsmuster des HZV zeigte schon vor PEEP deutliche Unterschiede gegenüber der Gruppe I im Sinne einer Kreislaufzentralisation mit verringerter Perfusion von Magen, Pankreas und Milz. Die Hirndurchblutung nahm unter PEEP zwar ab, reagierte damit aber im wesentlichen auf die Korrektur der arteriellen Hypoxie und Hyperkapnie. Der RBF des rechten Ventrikels blieb unverändert, derjenige des linken Ventrikels sowie des Dünndarms nahm nur geringfügig ab. Im übrigen erfuhren alle Organe eine dem HZV entsprechende (Leber, Dickdarm, Pankreas, Nebenniere, Muskulatur) oder überproportionale Reduktion des RBF (Niere, Milz, Schilddrüse).

Die Änderungen des lokalen pO_2 von Leber und Skelettmuskulatur entsprachen denen der Gruppe I, waren nach PEEP jedoch nicht reversibel.
Die Ergebnisse werden wie folgt interpretiert:

1. Ursachen der hämodynamischen Nebenwirkungen von PEEP sind im wesentlichen die Verminderung der transmuralen Füllungsdrucke der beiden Ventrikel sowie die erhöhte Nachlast des rechten Ventrikels.

2. Wird der myokardiale O_2-Bedarf auf der Grundlage des sog. Tension-Time-Index beurteilt, so ist eine relative Minderperfusion des rechten Ventrikels als weiterer limitierender Faktor für die Herzfunktion erkennbar. Der linke Ventrikel wird dagegen, auch im subendokardialen Myokard, ausreichend durchblutet.

3. Mit einer PEEP-bedingten Minderperfusion muß vor allem bei Magen und Pankreas gerechnet werden; abhängig von der hämodynamischen Ausgangssituation kann durch die Abnahme des RBF aber auch die Funktion von Leber und Niere beeinträchtigt werden.

4. Gegenüber einer Kreislaufzentralisation bei Hypovolämie werden die Perfusionsverhältnisse im Bereich des rechten Ventrikels, der Leber und der Niere durch PEEP spezifisch beeinflußt.

5. Bei der Verminderung des lokalen O_2-Angebots kann die zelluläre O_2-Versorgung nur innerhalb bestimmter Grenzen durch eine Umverteilung der Mikrozirkulation aufrechterhalten werden; die ausgeprägte Reduktion des RBF, wie sie bei höheren Stufen von PEEP an zahlreichen Organen beobachtet wurde, überfordert diesen Mechanismus.

6. Unter klinischen Bedingungen können die Auswirkungen von PEEP auf die globale und regionale Hämodynamik stark variieren. Die diesbezügliche Toleranz ist bei Patienten mit Linksherzinsuffizienz in der Regel erhöht, während sie bei Patienten mit Rechtsherzinsuffizienz, insbesondere bei eingeschränkter Koronarreserve im Bereich des rechten Ventrikels, reduziert ist.

F. Literatur

1. Aidinis SJ, Lafferty J, Shapiro HM (1976) Intracranial responses to PEEP. Anaesthesiology 45:275
2. Alexander LG, Devries WC, Anderson RW (1973) Airway pressure and pulmonary edema formation. Surg Forum 24:231
3. Angerpointner TA, Farnsworth AE, Williams BT (1977) Effects of PEEP on cardiovascular dynamics after open heart surgery: A new postoperative monitoring technique. Ann Thorac Surg 23:555
4. Archibald LH, Moody FG, Simons M (1975) Measurement of gastric blood flow with radioactive microspheres. J Appl Physiol 38:1051
5. Archie JP, Fixler DE, Ullyot DJ, Hoffman JIE, Utley JR, Carlson EL (1973) Measurement of cardiac output and organ trapping of radioactive microspheres. J Appl Physiol 35:148
6. Ashbaugh DG, Petty TL (1973) Positive end-expiratory pressure. Physiology, indications and contraindications. J Thorac Cardiovasc Surg 65:165
7. Askitopoulou H, Sykes MK, Young C (1978) Cardiorespiratory effects of increased airway pressure during controlled and spontaneous breathing after cardiac surgery. Br J Anaesth 50:1203
8. Augustin HJ, Bischoff K, Engels T (1979) Der Einfluß von Dopamin auf die Nierenfunktion während kontinuierlicher Überdruckbeatmung (PEEP). Anaesthesist 28:159
9. Belloni FL (1979) The local control of coronary blood flow. Cardiovasc Res 13:63
10. Benzer H, Haider W, Kundi M, Laczkovics A, Todt W (1977) Die Kombination von kontinuierlicher Überdruckbeatmung (PEEP) und Dopamin beim postkardiochirurgischen Patienten. Herz 2:465
11. Beran AV, Huxtable RF, Proctor KG, Sperling DR (1977) Tissue oxygen available as a criterion for the effectiveness of continuous positive pressure breathing. Pediatr Res 11:779
12. Berk JL, Hagen JF, Tong RK, Maly G (1977) The use of dopamine to correct the reduced cardiac output resulting from positive end-expiratory pressure. A two-edged sword. Crit Care Med 5:269
13. Bjursted H, Rosenhamer G, Lindmorg B, Hesser GM (1979) Respiratory and circulatory responses to sustained positive-pressure breathing and exercise in man. Acta Physiol Scand 105:204
14. Bocking JK, Sibbald WJ, Holliday RL, Scott S, Viidik T (1979) Plasma catecholamine levels and pulmonary dysfunction in sepsis. Surg Gynecol Obstet 148:715
15. Braunwald E, Sarnoff SJ, Case RB, Stainsby WN, Welch GH (1958) Haemodynamic determinants of coronary flow: Effect of changes in aortic pressure and cardiac output on the relationship between myocardial oxygen consumption and coronary flow. Am J Physiol 192:157
16. Brazier J, Cooper N, Buckberg G (1974) The adequacy of subendocardial oxygen delivery. Circulation 49:968
17. Broadie T, Devedas M, Rysavy J, Leonard AS, Delaney JP (1975) Gastroduodenal blood flow in stress and hypoxia: An experimental approach. Surg Forum 26:397
18. Buckberg GD (1975) Studies of regional coronary flow using radioactive microspheres. Ann Thorac Surg 20:46
19. Buckberg GD, Luck J, Hoffman JIE, Payne B (1970) Measurement of total and regional coronary flow in conscious and anesthetized animals. Circulation [Suppl III] 42:140
20. Buckberg GD, Luck JC, Payne DB, Hoffman JIE, Archie JP, Fixler DE (1971) Some sources of error in measuring regional blood flow with radioactive microspheres. J Appl Physiol 31:598
21. Butterfield WC (1975) Experimental stress ulcers: A review. Surg Annu 7:261
22. Carter GL, Downs JB, Dannemiller FJ (1975) "Hyper"-end-expiratory pressure in the treatment of adult respiratory insufficiency: A case report. Anesth Analg (Cleve) 54:31
23. Cassidy SS, Robertson C Jr, Pierce AK, Johnson RL Jr (1978) Cardiovascular effects of positive end-expiratory pressure in dogs. J Appl Physiol 44:743
24. Civetta JM, Barnes TA, Smith LO (1975) "Optimal PEEP" and intermittent mandatory ventilation in the treatment of acute respiratory failure. Respir Care 20:551

25. Colgan FF, Marocco PP (1972) The cardiorespiratory effects of constant and intermittent positive-pressure breathing. Anesthesiology 36:444
26. Conway CM (1975) Hemodynamic effects of pulmonary ventilation. Br J Anaesth 47:761
27. Cronenwett JL, Lindenauer SM (1979) Direct measurement of arteriovenous anastomotic blood flow in the septic canine hindlimb. Surgery 85:275
28. Cross CE (1962) Right ventricular pressure and coronary flow. Am J Physiol 202:12
29. Daly BDT, Hughes DA, Norman JC (1974) Alveolar morphometrics: Effects of positive end-expiratory pressure. Surgery 76:624
30. Dawson CA, Grimm DJ, Linehan JH (1978) Influence of hypoxia on the longitudinal distribution of pulmonary vascular resistance. J Appl Physiol 44:493
31. Dechert R, Bandy K, Lanzara R, Finch JS (1981) Use of PEEP in acute respiratory distress syndrome in dogs. Crit Care Med 9:10
32. Delaney JP (1969) Arteriovenous anastomotic blood flow in the mesenteric organs. Am J Physiol 216:1556
33. Delaney JP (1975) The paucity of arteriovenous anastomoses in the stomach. Surgery 78:411
34. Delaney J, Scarpino J (1973) Limb arteriovenous shunting following sympathetic denervation. Surgery 73:202
35. Delaney JP, Zanick DC, Scarpino JH (1972) Control of arteriovenous shunting. Surg Forum 23:241
36. DelMaestro RF, Schosser R, Agerup B (1979) Multiple cerebral and spinal cord blood flow measurements using the radioactive microspheres method. Bibl Anat 18:201
37. Domenech RJ, Hoffman JIE, Noble MIM (1969) Total and regional coronary blood flow measured by radioactive microspheres in conscious and anesthetized dogs. Circ Res 25:581
38. entfällt
39. Dueck R, Wagner PD, West JB (1977) Effects of positive end-expiratory pressure on gas exchange in dogs with normal and edematous lungs. Anesthesiology 47:359
40. Eder M, Castrup HJ (1969) Die gastrointestinale Blutung aus der Sicht des Pathologen. Chirurg 40:97
41. Eisenberg MM, Orahood RC (1971) Vagal stimulation of the exocrine pancreas. Ann Surg 173:462
42. Ekström-Jodal B, Elfverson J, Essen C von (1979) Cerebral blood flow, cerebrovascular resistance and cerebral metabolic rate of oxygen in severe arterial hypoxia in dogs. Acta Neurol Scand 60:26
43. Elkins RC, Peyton MD, Hinshaw LB, Greenfield LJ (1974) Clinical hemodynamic and respiratory responses to graded positive end-expiratory pressure. Surg Forum 25:226
44. Ericsson BF (1971) Effect of pentobarbital sodium anesthesia, as judged with aid of radioactive carbonized microspheres, on cardiac output and its fractional distribution in the dog. Acta Chir Scand 137:613
45. Fan F-C, Chen RYZ, Schuessler GB, Chien S (1979) Comparison between the ^{133}Xe clearance method and the microspheres technique in cerebral blood flow determinations in the dog. Circ Res 44:653
46. Feifel G (1974) Etiology of stress ulcer. In: Holle F, Andersson S (eds) Vagotomy. Springer, Berlin Heidelberg New York, p 122
47. Feifel G (1979) Die akute gastroduodenale Läsion („Streßulcus"). Vortrag Symposium „Das Magenulcus", München 1979
48. Feifel G, Loeweneck H, Seidel W (1976) Gastro-duodenale Ulzera und Erosionen. In: Zenker R, Deucher F, Schink W (Hrsg) Chirurgie der Gegenwart, Bd II. Urban & Schwarzenberg, München, S 1
49. Fewell JE, Abendschein DR, Carlson CJ, Rapaport E, Murray JF (1980) Mechanism of decreased right and left ventricular enddiastolic volumes during continuous positive-pressure ventilation in dogs. Circ Res 47:467
50. Fishman AP (1976) Hypoxia on the pulmonary circulation. Circ Res 38:221
51. Fixler DE, Archie JP, Ullyot DJ, Buckberg GD, Hoffman JIE (1973) Effects of acute right ventricular systolic hypertension on regional myocardial blood flow in anesthetized dogs. Am Heart J 85:491
52. Foreman DL, Sanders M, Bloor CM (1976) Total and regional cerebral blood flow during moderate and severe exercise in miniature swine. J Appl Physiol 40:191

53. Fowler NO (1974) Pulmonary hypertension. In: Baum GL (ed) Textbook of pulmonary diseases. Little Brown, Boston, p 701
54. Gabel JC, Drake RE (1979) Pulmonary capillary pressure and permeability. Crit Care Med 7:92
55. Gallagher TJ, Civetta JM, Kirby RR (1978) Terminology update: Optimal PEEP. Crit Care Med 6:323
56. Gammanpila S, Bevan DR, Bhudu R (1977) Effect of positive and negative expiratory pressure on renal function. Br J Anaesth 49:199
57. Gardiner TH (1978) Quantitative changes in permeability of rat lung epithelium in lung edema. J Appl Physiol 44:576
58. Geer RT (1977) Interpretation of pulmonal-artery wedge pressure when PEEP is used. Anesthesiology 46:383
59. Geigy AG (1968) Wissenschaftliche Tabellen, 7. Aufl. Geigy, Basel, S 9
60. Giordano J, Harken A (1975) Effect of continuous positive pressure ventilation on cardiac output. Am Surg 41:221
61. Gorczynski RM, Duling BR (1977) Correlations between pO_2 and microvessel diameter changes during functional hyperemia of striated muscle. Arzneim Forsch 27 II:1512
62. Grauer SE, Peterson BT, Hyde RW, Schwartz SI (1978) Effects of autotransplantation of a lung on development of neurogenic pulmonary edema. Surg Forum 29:199
63. Greenway CV, Oshiro G (1972) Intrahepatic distribution of portal and hepatic arterial blood flows in anesthetized cats and dogs and the effects of portal occlusion, raised venous pressure and histamine. J Physiol 227:473
64. Greisheimer EM (1972) The circulatory effects of anesthetics. In: Hamilton WF, Dow Ph (Hrsg) Handb Physiol 2/III Williams & Wilkins, Baltimore
65. Grindlinger GA, Manny J, Justice R, Dunham B, Shepro D, Hechtman HB (1979) Presence of negative inotropic agents in canine plasma during positive end-expiratory pressure. Circ Res 25:460
66. Grossman RF, Jones JG, Murray JF (1980) Effects of oleic-acid-induced pulmonary edema on lung mechanics. J Appl Physiol 48:1045
67. Grunewald W, Lübbers DW (1968) Quantitative Beurteilung der „O_2-Diffusionskurzschlußgefährdung" bei der O_2-Versorgung des Gewebes. Pfluegers Arch 300:R20
68. Guyton AC (1976) Textbook of medical physiology, 5th edn. Saunders, Philadelphia London Toronto
69. Hall SV, Johnson EE, Hedley-Whyte J (1974) Renal hemodynamics and function with continuous positive-pressure ventilation in dogs. Anesthesiology 41:452
70. Hammon JW, Wolfe WG, Moran JF, Jones RH, Sabiston DC (1976) The effect of positive end-expiratory pressure in regional ventilation and perfusion in the normal and injured primate lung. J Thorac Cardiovasc Surg 72:680
71. Harboe S, Levang OW, Hysing ES (1979) The effect of positive end-expiratory pressure after three types of open heart-surgery. Acta Anaesthesiol Scand 23:165
72. Harken AH, Brennan MF, Smith B, Bardamian EM (1974) The hemodynamic response to positive end-expiratory ventilation in hypovolemic patients. Surgery 76:786
73. Haynes JB, Carson SD, Withney WP, Zerbe GO, Hyers TM, Steele P (1980) Positive end-expiratory pressure shifts left ventricular diastolic pressure-area curves. J Appl Physiol 48:670
74. Heistad DD, Marcus ML, Mueller S (1977) Measurement of cerebral blood flow with microspheres. Arch Neurol 34:657
75. Hemmer M, Suter PM (1979) Treatment of cardiac and renal effects of PEEP with dopamine in patients with acute respiratory failure. Anesthesiology 50:399
76. Heymann MA, Payne BD, Hoffman JIE, Rudolph AM (1977) Blood flow measurements with radionuclide-labeled particles. Prog Cardiovasc Dis 20:55
77. Hinshaw LB, Reins DA, Wittmers L (1965) Venous-arteriolar response in the canine liver. Proc Soc Exp Biol Med 118:979
78. Hirche H, Haralambie G, Kunze K, Langohr HD, Lübbers DW (1971) Probleme der Skelettmuskeldurchblutung. Arzneim Forsch 21:366
79. Hobelmann CF, Smith DE, Virgilio RW, Shapiro AR, Peters RM (1974) Left arterial and pulmonary artery wedge pressure difference with positive end-expiratory pressure. Surg Forum 25:232

80. Hobelmann CF, Smith DE, Virgilio RW, Peters RM (1977) Mechanics of ventilation with positive end-expiratory pressure. Ann Thorac Surg 24:68

81. Hoffman JIE, Buckberg GD (1978) The myocardial supply: demand ratio – a critical review. Am J Cardiol 41:327

82. Hohorst HJ (1970) L-(+)-Lactat. Bestimmung mit Lactatdehydrogenase und NAD. In: Bergmeyer HU (Hrsg) Methoden der enzymatischen Analyse, 2. Aufl., Bd II. Verlag Chemie, Weinheim, S 1425

83. Holden WD, DePalma RG, Drucker WR, McKalen A (1965) Ultrastructural changes in hemorrhagic shock: Electron microscopic study of liver, kidney and striated muscle cells in rats. Ann Surg 162:517

84. Hopewell PC, Murray JF (1976) Effects of continuous positive-pressure ventilation in experimental pulmonary edema. J Appl Physiol 40:568

85. Horster M, Thurau K (1968) Micropuncture studies on the filtration rate of single superficial and juxtamedullary glomeruli in the rat kidney. Arch Ges Physiol 301:162

86. Horton RW, Pedley TA, Meldrum BS, Chir B (1980) Regional cerebral blood flow in the rat as determined by particle distribution and by diffusible tracer. Stroke 11:39

87. Hughes JMB (1977) Pulmonary edema. Herz 2:443

88. Hughes JMB, Glazier JB, Maloney JE, West JB (1968) Effect of extra-alveolar vessels on distribution of blood flow in the dog lung. J Appl Physiol 25:701

89. Ingbar SM, Woeber KA (1974) The thyroid gland. In: Williams RM (ed) Textbook of endocrinology, 5th edn. Saunders, Philadelphia London Toronto, p 95

90. Innes IR, Nickerson M (1975) Norepinephrine, epinephrine and the sympathomimetic amines. In: Goodman LS, Gilman A (eds) The pharmacological basis of therapeutics, 5th edn. MacMillan, New York, p 486

91. Jacobson ED (1965) The circulation of the stomach. Gastroenterology 48:85

92. Jacobson ED, Scott JB, Frohlich ED (1962) Hemodynamics of the stomach. I. Resistance-flow relationship in the gastric vascular bed. Am J Dig Dis New Ser 7:779

93. Jaernberg PO, De Villota ED, Edlund J, Granberg PO (1978) Effects of positive end-expiratory pressure on renal function. Acta Anaesthesiol Scand 22:508

94. James IM, MacDonell LA (1975) The role of baroreceptors and chemoreceptors in the regulation of the cerebral circulation. Clin Sci Mol Med 49:465

95. Jardin F, Farcot JC, Boisante L, Sportiche M, Curien N, Margairaz A (1980) Two dimensional echocardiography during controlled ventilation with PEEP. Intensive Care Med 6:204

96. Johnson EE, Hedley-Whyte J (1972) Continuous positive-pressure ventilation and portal flow in dogs with pulmonary edema. J Appl Physiol 33:385

97. Kämmerer H, Standfuss K, Klaschik E (1979) Pathologische pulmonale Kurzschlußperfusion. Springer, Berlin Heidelberg New York

98. Kaihara S, Rutherford RB, Schwentker EP, Wagner HN (1969) Distribution of cardiac output in experimental hemorrhagic shock in dogs. J Appl Physiol 27:218

99. Kane WJ, Grim E (1969) Blood flow to canine hind-limb bone, muscle, and skin. J Bone Joint Surg [Am] 51:309

100. Katz AM (1977) Application of the Starling resistor concept to the lungs during CPPV. Crit Care Med 5:67

101. Kessler M (1975) Possible mechanisms of redistribution of microcirculation. Arzneim Forsch 25:1669

102. Kessler M, Meßmer K (1975) Tissue oxygenation during hemodilution. Bibl Haematol 41. Karger, Basel München Paris, S 16

103. Kessler M, Thermann M, Lang H, Hartel W, Schneider H (1970) O_2-Versorgung lebenswichtiger Organe im Schock mit besonderer Berücksichtigung der Leber. In: Zimmermann WE, Staib I (Hrsg) Schock. Stoffwechselveränderungen und Therapie. Schattauer, Stuttgart, S 117

104. Kessler M, Bruley DF, Clark LC, Lübbers DW, Silver IA, Strauss J (1973) Oxygen Supply. Urban & Schwarzenberg, München Berlin Wien

105. Kessler M, Höper J, Krumme BA (1976) Monitoring of tissue perfusion and cellular function. Anesthesiology 45:184

106. Kilcoyne MM, Cannon PJ (1971) Neural and humoral influences on intrarenal blood flow distribution during thoracic caval occlusion. Am J Physiol 220:1231

107. Kim YD, Devereux DF, MacNamara TE (1978) An unusual cardiovascular response to PEEP. Anesthesiology 48:365

108. Kirby RR, Downs JB, Civetta JM, Modell JH, Dannemiller FJ, Klein EF, Hodges M (1975) High level positive end-expiratory pressure (PEEP) in acute respiratory insufficiency. Chest 67:156

109. Kivilaakso E, Silen W (1979) Pathogenesis of experimental gastric-mucosal injury. N Engl J Med 301:364

110. Klocke FJ (1976) Coronary blood flow in man. Prog Cardiovasc Dis 19:117

111. Korner PI (1963) Effects of low oxygen and of carbon monoxide on the renal circulation in in-anesthetized rabbits. Circ Res 12:362

112. Korner PI (1963) Renal blood flow, glomerular filtration rate, renal PAH extraction rate, and the role of the renal vasomotor nerves in the inanesthetized rabbit. Circ Res 12:353

113. Krayenbühl HP (1969) Die Dynamik und Kontraktilität des linken Ventrikels. Karger, Basel New York

114. Krumpe PE, Zidulka A, Urbanetti J, Anthonisen NR (1977) Comparison of the effects of continuous negative external chest pressure and positive end-expiratory pressure on cardiac index in dogs. Am Rev Respir Dis 115:39

115. Kumar A, Falke KJ, Geffin B, Aldredge CF, Laver MB, Löwenstein E, Pontoppidan H (1970) Continuous positive-pressure ventilation in acute respiratory failure. N Engl J Med 283:1430

116. Landauer B (1979) Zur funktionellen Beeinflussung der Lunge durch Anaesthetika. In: Bergmann H (Hrsg) Anaesthesiologie und Intensivmedizin 114, Springer, Berlin Heidelberg New York

117. Landmark SJ, Knopp TJ, Rehder K, Sessler AD (1977) Regional pulmonary perfusion and $\dot{V}/\dot{Q}$ in awake and anesthetized-paralyzed man. J Appl Physiol 43:993

118. Lautt WW (1980) Control of hepatic arterial blood flow: Independence from liver metabolic activity. Am J Physiol 239:H559

119. Laver MB, Strauss HW, Pohost GM (1979) Right and left ventricular geometry: Adjustments during acute respiratory failure. Crit Care Med 7:509

120. Lenfant C, Howell BJ (1960) Cardiovascular adjustments in dogs during continuous pressure breathing. J Appl Physiol 15:425

121. Leninger-Follert E, Lübbers DW (1975) Regulation of microcirculation. Arzneim Forsch 25:1666

122. Lenz J (1977) Tierexperimentelle Untersuchungen zur Beeinflussung der Magenwanddurchblutung durch selektive proximale und trunkuläre Vagotomie. Habilitationsschrift, Universität München

123. Liddle GW, Melmon KL (1974) The adrenals. In: Williams RH (ed) Textbook of endocrinology, 5th edn. Saunders, Philadelphia, p 233

124. Liebman PR, Patten MT, Manny J, Shepro D, Hechtman HB (1978) The mechanism of depressed cardiac output on positive end-expiratory pressure (PEEP). Surgery 83:594

125. Lloyd TC, Wright GW (1960) Pulmonary vascular resistance and vascular transmural gradient. J Appl Physiol 15:241

126. Lopez-Majano V, Rhodes BA, Wagner HN (1969) Arteriovenous shunting in extremities. J Appl Physiol 27:782

127. Lopez-Muniz R, Stephens NL, Bromberger-Barnea B (1968) Critical closure of pulmonary vessels analyzed in terms of Starling resistor model. J Appl Physiol 24:625

128. Lovelace DR, Short BL, Rink RD (1979) Hepatic oxygen supply in reversible and irreversible hemorrhagic shock. J Surg Res 26:120

129. Ludbrook PA, Byrne JD, McKnight RC (1979) Influence of right ventricular hemodynamics on left ventricular diastolic pressure-volume relations in man. Circulation 59:21

130. Lübbers D (1977) Die Bedeutung des lokalen Gewebesauerstoffdruckes und des pO_2-Histogramms für die Beurteilung der Sauerstoffversorgung eines Organes. Prakt Anaesth 12:184

131. Lutch JS, Murray JF (1972) Continuous positive pressure ventilation: Effects on systemic oxygen transport and tissue oxygenation. Ann Intern Med 76:193

132. Manny J, Grindlinger G, Mathee AA, Hechtman HB (1978) Positive end-expiratory pressure, lung stretch, and decreased myocardial contractility. Surgery 84:127

133. Manny J, Patten MT, Liebman PR, Hechtman HB (1978) The association of lung distention, PEEP and biventricular failure. Ann Surg 187:151

134. Manny J, Justice R, Hechtman HB (1979) Abnormalities in organ blood flow and its distribution during positive end-expiratory pressure. Surgery 85:425

135. Marcus ML, Heistad DD, Ehrhardt JC, Abboud FM (1976) Total and regional cerebral blood flow measurement with 7–10-, 15-, 25-, and 50 μ microspheres. J Appl Physiol 40:501

136. Marquez JM, Douglas ME, Downs JB, Wu WH, Mantini EL, Kuck EJ, Calderwood HW (1979) Renal function and cardiovascular responses during positive airway pressure. Anesthesiology 50:393

137. Massion P (1979) Das Postperfusionssyndrom der Lunge. Vortrag Deutsches Herzzentrum München

137a. McDonnell KF, Lefemine AA, Moon HS, Donovan DJ, Johnston RP (1975) Comparative hemodynamic consequences of inflation hold, PEEP, and interrupted PEEP: An experimental study in normal dogs. Ann Thorac Surg 19:552

138. McNay JL, Abe Y (1970) Pressure-dependent heterogeneity of renal cortical blood flow in dogs. Circ Res 27:571

139. Mentzer RM, Nolan SP (1978) Effect of phentolamine on pulmonary circulation of puppies. Surg Forum 29:190

140. Meßmer K (1979) Radioactive microspheres for regional blood flow measurements: Actual state and perspectives. Bibl Anat 18:194

141. Mitzner W, Goldberg H (1975) Effects of epinephrine on resistive and compliant properties of the canine vasculature. J Appl Physiol 39:272

142. Mosher P, Ross J, McFate PA, Shaw RF (1964) Control of coronary blood flow by an autoregulatory mechanism. Circ Res 14:250

143. Muir AL, Hogg JC, Naimark A, Hall DL, Chernecki W (1975) Effect of alveolar liquid on distribution of blood flow in dog lung. J Appl Physiol 39:885

144. Nitta S, Staub NC (1973) Lung fluids in acute ammonium chloride toxicity and edema in cats and guinea pigs. Am J Physiol 224:613

145. Ohlsson EG (1971) Regional blood flow studies with labelled microspheres of different sizes in dogs with and without occlusion of the common bile duct. Eur Surg Res 3:348

146. Oldham HN, Cox JL, Pass HI, Wechsler AS, Sabiston DC (1974) Effects of pulmonary embolism on regional myocardial blood flow. Surgery 76:160

147. Pannier JL, Demeester G, Leusen I (1974) The measurement of cerebral blood flow in the rat with radioactive microspheres. Arch Int Physiol Biochi 82:416

148. Patten MT, Liebman PR, Hechtman HB (1977) Humorally mediated decreases in cardiac output associated with positive end-expiratory pressure. Microvasc Res 13:137

149. Pavlin DJ, Cheney FW, Nessly ML (1978) Effects of oleic acid on pulmonary vascular permeability in rabbits. Proc. Amer. Soc. Anesth. Ann. Meeting, Chicago, Act.

150. Permutt S, Riley RL (1963) Hemodynamics of collapsible vessels with tone: The vascular waterfall. J Appl Physiol 18:924

151. Permutt S, Howell JB, Proctor DF, Riley RL (1961) Effect of lung inflation on static pressure-volume characteristics of pulmonary vessels. J Appl Physiol 16:64

152. Perschau RA, Pepine CJ, Nichols WW, Downs JB (1979) Instantaneous blood flow responses to positive end-expiratory pressure with spontaneous ventilation. Circulation 59:1312

153. Pichlmayr I, Mascher E, Sippel R (1974) Untersuchungen zur Wirkung unterschiedlicher Beatmungsformen auf arterielle Blutgaswerte, periphere Kreislaufgrößen und die Gehirndurchblutung. Anaesthesist 23:535

154. Pöhler E (1979) Auswirkungen der kontinuierlichen Überdruckbeatmung auf die Herzinsuffizienz kardiochirurgischer Patienten. Intensivmedizin 16:278

155. Powers SR (1974) The use of positive end-expiratory pressure (PEEP) for respiratory support. Surg Clin North Am 54:1125

156. Powers SR, Dutton RE (1975) Correlation of positive end-expiratory pressure with cardiopiratory pressure (PEEP) ventilation. Ann Surg 178:265

157. Powers SR, Mannal R, Neclerio M et al. (1973) Physiologic consequences of positive end-expiratory pressure (PEEP) ventilation. Ann Surg 178:265

158. Prewitt RM, Wood LDH (1979) Effect of positive end-expiratory pressure on ventricular function in dogs. Am J Physiol 236:H534

159. Prosenz P (1972) Investigations on the filter capacity of the dog's brain. Arch Neurol 26:479

160. Qvist J, Pontoppidan H, Wilson RS, Lowenstein E, Laver M (1975) Hemodynamic responses to mechanical ventilation with PEEP: The effect of hypervolemia. Anesthesiology 42:45

161. Racz GB (1974) Pulmonary blood flow in normal and abnormal states. Surg Clin North Am 54:967
162. Regnier B, Safran D, Carlet J, Teisseire B (1979) Comparative hemodynamic effects of dopamine and dobutamine in septic shock. Intensive Care Med 5:115
163. Ring GC, Blum AS, Kurbatov T, Moss WG, Smith W (1961) Size of microspheres passing through pulmonary circuit in dog. Am J Physiol 200:1191
164. Robotham JL, Mitzner W (1979) A model of the effects of respiration on left ventricular performance. J Appl Physiol 46:411
165. Rosenzweig DY, Hughes JMB, Glazier JB (1970) Effect of transpulmonary and vascular pressure on pulmonary blood volume in isolated lung. J Appl Physiol 28:553
166. Ross J (1979) Acute displacement of the diastolic pressure-volume curve of the left ventricle: Role of the pericardium and the right ventricle. Circulation 59:32
167. Roy R, Powers SR, Feustel PJ, Dutton RE (1977) Pulmonary wedge catheterization during positive end-expiratory pressure ventilation in the dog. Anesthesiology 46:385
168. Rozkovec A, DeLeon RS, Tinker J (1978) Pulmonary edema and capillary permeability. Intensive Care Med 4:115
169. Rubio R, Berne RM (1975) Regulation of coronary blood flow. Prog Cardiovasc Dis 18:105
170. Samuel IO, Gamble JA, Grainger DJ, Dundei JW (1976) Proceedings: Circulatory and respiratory effects of positive end-expiratory pressure. Br J Anaesth 48:816
171. Santamore WP, Maier GD, Bove AA (1979) Effects of hemodynamic alteration on wall motion in the canine right ventricle. Am J Physiol 236:H254
172. Sarnoff SJ, Braunwald E, Welch GH, Case RB, Stainsby WN, Macruz R (1958) Hemodynamic determinants of oxygen consumption in the heart with special reference to the tension-time-index. Am J Physiol 192:148
173. Scanlon TS, Benumof JL, Wahrenbrock EA, Nelson WL (1978) Hypoxic pulmonary vasoconstriction and the ratio of hypoxic lung to perfused normoxic lung. Anesthesiology 49:177
174. Scharf SM, Ingram RH (1977) Effects of decreasing lung compliance with oleic acid on the cardiovascular response to PEEP. Am J Physiol 233:H635
175. Scharf SM, Ingram RH (1977) Influence of abdominal pressure and sympathetic vasoconstriction on the cardiovascular response to positive end-expiratory pressure. Am Rev Respir Dis 116:661
176. Scharf SM, Brown R, Saunders N, Green LH, Ingram RH (1979) Changes in canine left ventricular size and configuration with positive end-expiratory pressure. Circ Res 44:627
177. Schmidt M, Creutzfeldt W (1976) Etiology and pathogenesis of pancreatitis. In: Bockus HL (ed) Gastroenterology, 3rd edn, vol 3. Saunders, Philadelphia London Toronto, p 1005
178. Schönleben K, Krumme BA, Bünte H, Kessler M (1976) Kontrolle der Intensivbehandlung durch Messung von Mikrozirkulation und O_2-Versorgung. Langenbecks Arch Chir [Suppl] 72
179. Schosser R (1980) Durchblutungsmessungen mit radioaktiv markierten Microspheres. Methodik und rechnergestützte Auswertung. Med. Dissertation, Universität München
180. Schosser R, Arfors KE, Meßmer K (1979) MIC-II − a program for the determination of cardiac output, arterio-venous shunt and regional blood flow using the radioactive microsphere method. Comput Programs Biomed 9:19
181. Schumpelick V, Koratz K, Schreiber HW (1977) Das Streßulkus. Langenbecks Arch Chir 344:141
182. Scremin OU, Rubinstein EH, Sonnenschein RR (1978) Cerebrovascular CO_2 reactivity: Role of a cholinergic mechanism modulated by anesthesia. Stroke 9:160
183. Segadal L, Svanes K (1979) Evaluation of the microsphere-method for determination of cardiac output. Scand J Lab Clin Invest 39:415
184. Selye H (1969) Streßbedingte Veränderungen im Gastrointestinaltrakt. Verh Dtsch Ges Inn Med 75:213
185. Selye H (1970) The evolution of the stress concept. Am J Cardiol 26:289
186. Shoemaker WC, Walker WF, Turk LN (1961) The role of the liver in the development of hemorrhagic shock. Surg Gynecol Obstet 112:327
187. Skillman JJ (1974) Pathogenesis of peptic ulcer: A selective review. Surgery 76:515
188. Smith AL, Neigh JL, Hoffman JC, Wollman H (1970) Effects of general anesthesia on autoregulation of cerebral blood flow in man. J Appl Physiol 29:665
189. Smith HW (1951) The kidney − Structure and function in health and disease. Oxford University Press, New York

190. Smulyan H, Gilbert R, Eich RH (1974) Pulmonary effects of heart failure. Surg Clin North Am 54:1077
191. Spence RJ, Rhodes BA, Wagner HN (1972) Regulation of arteriovenous anastomotic and capillary blood flow in the dog leg. Am J Physiol 222:326
192. Stanley TH, Liu WS, Gentry S (1977) Effects of ventilatory techniques during cardiopulmonary bypass on postbypass and postoperative pulmonary compliance and shunt. Anesthesiology 46:391
193. Staub NC (1974) "State of the art" review. Pathogenesis of pulmonary edema. Am Rev Respir Dis 109:358
194. Staub NC (1978) Pulmonary edema. Physiologic approaches to management. Chest 74:559
195. Stelter WJ (1978) Veränderungen der Organdurchblutung während graduierter Hypotension mittels Natriumnitroprussid. Habilitationsschrift, Universität München
196. Strauer BE, Schulze W (1976) Experimental hypothyroidism: Depression of myocardial contractile function and hemodynamics and their reversibility by substitution with thyroid hormones. Basic Res Cardiol 71:624
197. Sugioka K, Lübbers DW (1978) Effects of changes in $paCO_2$ and paO_2 on the blood microflow and pO_2 in liver tissue. Fed Proc 37:851
198. Suter PM, Fairley HB, Isenberg MD (1975) Optimum end-expiratory airway pressure in patients with acute respiratory failure. N Engl J Med 292:284
199. Suter PM, Demottaz V, Hemmer M (1978) Postoperative Beatmungstechnik nach Herzoperationen. Auswirkungen von PEEP und CPAP auf Lungenfunktion und Hämodynamik. Herz 3:198
200. Sykes MK, Adams AP, Finley WEI, McCormick W, Economides A (1970) The effects of variations in end-expiratory inflation pressure on cardiorespiratory function on normo-, hypo- and hypervolemic dogs. Br J Anaesth 42:669
201. Thomas R, Guivarch G, Feuillu A, André P, Cartier F (1980) Experimental effects of continuous-positive-pressure ventilation on coronary sinus blood flow (Abstract). Intensive Care Med 6:47
202. Thornton D, Ponhold H, Butler J, Morgan T, Cheney FW (1975) Effects of pattern of ventilation on pulmonary metabolism and mechanics. Anesthesiology 42:4
203. Thurau K (1964) Renal hemodynamics. Am J Med 36:698
204. Toung TJK, Saharia P, Mitzner WA, Permutt S, Cameron JL (1978) The beneficial and harmful effects of positive end-expiratory pressure. Surg Gynecol Obstet 147:518
205. Trichet B, Falke K, Togut A, Laver MB (1975) The effect of pre-existing pulmonary vascular disease on the response to mechanical ventilation with PEEP following open-heart surgery. Anesthesiology 42:56
206. Tsuchiya M, Walsh GM, Frohlich ED (1977) Systemic hemodynamic effects of microspheres in conscious rats. Am J Physiol 233:H617
207. Tucker HJ, Murray JF (1973) Effects of end-expiratory pressure on organ blood flow in normal and diseased dogs. J Appl Physiol 34:573
208. Tyler DC, Cheney FW (1979) Comparison of positive end-expiratory pressure and inspiratory pressure plateau in ventilation of rabbits with experimental pulmonary edema. Anesth Analg (Cleve) 58:288
209. Utley J, Carlson EL, Hoffman JIE (1974) Total and regional myocardial blood flow measurements with 25 μ, 15 μ, 9 μ and filtered $1-10$ μ diameter microspheres and antipyrine in dogs and sheep. Circ Res 34:391
210. Uzawa T, Ashbaugh DG (1969) Continuous positive-pressure breathing in acute hemorrhagic pulmonary edema. J Appl Physiol 26:427
211. Vatner SV (1980) Correlations between acute reductions in myocardial blood flow and function in conscious dogs. Circ Res 47:201
212. Warren DJ, Ledingham JGG (1974) Measurement of cardiac output distribution using microspheres. Some practical and theoretical considerations. Cardiovasc Res 8:570
213. Weber KT, Janicki JS, Shroff S, Fishman AP (1981) Contractile mechanics and interaction of the right and left ventricles. Am J Cardiol 47:686
214. Wechsler AS, Auerbach BJ, Graham TC, Sabiston DC (1974) Distribution of intramyocardial blood flow during pericardial tamponade. J Thorac Cardiovasc Surg 68:847

215. Weisse AB, Vijayachandra Nair S, Jaferi GA (1975) Studies in pericardial function. I. Cardio-vascular effects of assisted ventilation, thoracotomy and pericardiectomy in the anesthetized dog. Cardiology 60:75
216. West JB (1978) Respiratory physiology. Williams & Wilkins, Baltimore
217. West JB (1978) Regional differences in the lung. Chest 74:426
218. West JB, Dollery CT, Heard BE (1968) Increased pulmonary vascular resistance in the dependent zone of the isolated dog lung caused by perivascular edema. Circ Res 17:191
219. Wildsmith JAW, Marshall RL (1978) Positive end-expiratory pressure. Immediate hemodynamic effects during artificial ventilation. Anaesthesia 33:20
220. Yokoyama H, Kida K, Sato E, Kato T, Hirikawa S (1978) Blood flow redistribution in micro-circulatory system of the striated muscle of hind limbs of dog during venous congestion. Int. Soc. Fed. Cardiol., Tokyo: Proc VIIIth World Congr Cardiol, Abstr. No. 0906
221. Zarins CK, Virgilio RW, Smith DW, Peters RM (1977) The effect of vascular volume on positive end-expiratory pressure-induced cardiac output depression and wedge-left atrial pressure dis-crepancy. J Surg Res 23:348

Sachverzeichnis

Anaesthesiologie und Intensivmedizin

Anaesthesiology and Intensive Care Medicine

Herausgeber: H. Bergmann (Schriftleiter),
J.B. Brückner, R. Frey, M. Gemperle,
W.F. Henschel, O. Mayrhofer, K. Peter

Band 127
Mehrfachverletzungen
Herausgeber: H.-J. Streicher, J. Rolle
1980. 97 Abbildungen. XI, 217 Seiten
DM 79,-
ISBN 3-540-09658-2

Band 128
P. Lemburg
Künstliche Beatmung beim Neugeborenen und Kleinkind
Theorie und Praxis der Anwendung von Respiratoren beim Kind
1980. 85 Abbildungen. X, 146 Seiten
DM 63,-
ISBN 3-540-09659-0

Band 129
25 Jahre Anaesthesiologie und Intensivtherapie in Österreich
Herausgeber: K. Steinbereithner, H. Bergmann
1979. 54 Abbildungen, 40 Tabellen. X, 149 Seiten
DM 69,-
ISBN 3-540-09777-5

Band 130
25 Jahre DGAI
Jahrestagung in Würzburg, 12.-14. Oktober 1978
Herausgeber: K.H. Weis, G. Cunitz
1980. 689 Abbildungen, zahlreiche Tabellen.
XXXVIII, 1012 Seiten
DM 158,-
ISBN 3-540-10140-3

Band 131
Akute respiratorische Insuffizienz
Herausgeber: K. Peter
1980. 83 Abbildungen, 12 Tabellen.
IX, 131 Seiten (18 Seiten in Englisch)
DM 58,-
ISBN 3-540-10185-3

Band 132
Endocrinology in Anaesthesia and Surgery
Editors: H. Stoeckel, T. Oyama
With the Co-operation of G. Hack
1980. 101 figures, 45 tables. XI, 203 pages
DM 94,-
ISBN 3-540-10211-6

Band 133
Lormetazepam
Experimentelle und klinische Erfahrungen mit einem neuen Benzodiazepin zur oralen und intravenösen Anwendung
Herausgeber: A. Doenicke, H. Ott
1980. 98 Abbildungen, 14 Tabellen.
XXI, 133 Seiten
DM 59,-
ISBN 3-540-10387-2

Band 134
Thrombose und Embolie
Herausgeber: H. Vinazzer
Mit Beiträgen zahlreicher Fachwissenschaftler
1981. 124 Abbildungen, 48 Tabellen.
XII, 345 Seiten
DM 118,-
ISBN 3-540-10393-7

Band 135
P. Sefrin
Polytrauma und Stoffwechsel
1981. 28 Abbildungen. VIII, 90 Seiten
DM 49,-
ISBN 3-540-10525-5

Band 136
W. Seyboldt-Epting
Kardioplegie
Myokardschutz während extrakorporaler Zirkulation
1981. 36 Abbildungen. IX, 74 Seiten
DM 78,-
ISBN 3-540-10621-9

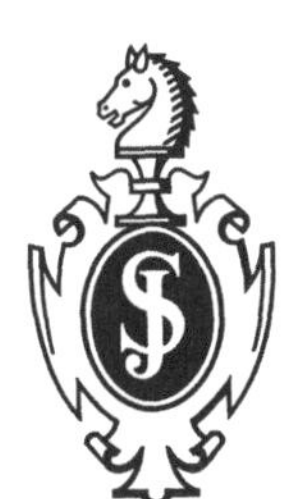

Springer-Verlag
Berlin
Heidelberg
New York

Anaesthesiologie und Intensivmedizin

Anaesthesiology and Intensive Care Medicine

Herausgeber: H. Bergmann (Schriftleiter),
J. B. Brückner, R. Frey, M. Gemperle,
W. F. Henschel, O. Mayrhofer, K. Peter

Band 137
G. Goeckenjan
Kontinuierliche Messung des arteriellen Sauerstoffpartialdrucks
1981. 49 Abbildungen, 11 Tabellen.
IX, 110 Seiten
DM 78,–
ISBN 3-540-10730-4

Band 138
Neue Aspekte in der Regionalanaesthesie 2
Pharmakokinetik, Interaktionen, Thromboembolierisiko, New Trends
Herausgeber: H. J. Wüst, M. Zindler
1981. 72 Abbildungen. XIV, 182 Seiten
(87 Seiten in Englisch)
DM 78,–
ISBN 3-540-10893-9

Beiträge des Zentraleuropäischen Anaesthesiekongresses
Band 139
Prae- und postoperativer Verlauf Allgemeinanaesthesie
Band 1 des ZAK 1979 Innsbruck
Begrüßungsansprachen, Festvortrag,
Panel III: Präoperative Anaesthesieambulanz
Freie Themen: Allgmeinanaesthesie,
Postoperative Nachsorge
Panel V: Anaesthresieletalität
Herausgeber: B. Haid, G. Mitterschiffthaler
1981. 106 Abbildungen, 86 Tabellen.
XXXIII, 225 Seiten (40 Seiten in Englisch)
DM 98,–
ISBN 3-540-10942-0

Band 140
Regionalanaesthesie Perinatologie
Band 2 des ZAK 1979 Innsbruck:
I. Hauptthema: Regionalanaesthesie
Freie Themen: Elektrostimulationsanalgesie
Panel II: Perinatalperiode
Herausgeber: B. Haid, G. Mitterschiffthaler
1981. 134 Abbildungen, 51 Tabellen. XI, 218 Seiten
DM 85,–
ISBN 3-540-10943-9

Band 141
Experimentelle Anaesthesie – Monitoring – Immunologie
Band 3 des ZAK 1979 Innsbruck
Freie Themen: Experimentelle und klinisch-experimentelle Anaesthesie, Technik und Monitoring, Anaesthesie und EEG
Panel I: Immunologische Aspekte
Freie Themen: Immunologie
Herausgeber: B. Haid, G. Mitterschiffthaler
1981. 183 Abbildungen, 32 Tabellen.
XIII, 252 Seiten (7 Seiten in Englisch)
DM 98,–
ISBN 3-540-10944-7

Band 142
Herz Kreislauf Atmung
Band 4 des ZAK 1979 Innsbruck:
Freie Themen: Kontrollierte Blutdrucksenkung,
Anaesthesie bei Kardiochirurgie,
Haemodynamik, Atmung
Herausgeber: B. Haid, G. Mitterschiffthaler
1981. 263 Abbildungen, 51 Tabellen.
XIV, 335 Seiten
DM 128,–
ISBN 3-540-10945-5

Band 143
Intensivmedizin – Notfallmedizin
Band 5 des ZAK 1979 Innsbruck:
Hauptthema II: Anaesthesie und Notfallmedizin
Hauptthema III: Grenzen der Intensivmedizin
Freie Themen: Intensivmedizin, Parenterale Ernährung und Volumenersatz, Säure-Basen-Haushalt
Herausgeber: B. Haid, G. Mitterschiffthaler
1981. 272 Abbildungen, 95 Tabellen.
392 Seiten (etwa 100 Seiten in Englisch)
DM 148,–
ISBN 3-540-10946-3

Band 144
Spinal Opiate Analgesia
Experimental and Clinical Studies
Editors: T. L. Yaksh, H. Müller
1982. 55 figures, approx. 55 tables.
Approx. 230 pages
DM 68,–
ISBN 3-540-11036-4

Springer-Verlag
Berlin Heidelberg New York